孕产育儿全图解

只有医生知道的

备孕 妊娠 分娩 育儿 全书

熊瑛 主编

新疆人民出版总社
新疆人民卫生出版社

图书在版编目（CIP）数据

孕产育儿全图解 / 熊瑛主编 . -- 乌鲁木齐：新疆
人民卫生出版社，2016.12
ISBN 978-7-5372-6828-8

Ⅰ . ①孕…　Ⅱ . ①熊…　Ⅲ . ①妊娠期－妇幼保健－图
解②产褥期－妇幼保健－图解③婴幼儿－哺育－图解
Ⅳ . ① R715.3-64 ② TS976.31-64

中国版本图书馆 CIP 数据核字（2017）第 017989 号

孕产育儿全图解

YUNCHAN YUER QUANTUJIE

出版发行	新疆人民出版总社 新疆人民卫生出版社
责任编辑	张　鸥
策划编辑	深圳市金版文化发展股份有限公司
摄影摄像	深圳市金版文化发展股份有限公司
封面设计	深圳市金版文化发展股份有限公司
地　　址	新疆乌鲁木齐市龙泉街 196 号
电　　话	0991-2824446
邮　　编	830004
网　　址	http://www.xjpsp.com
印　　刷	深圳市雅佳图印刷有限公司
经　　销	全国新华书店
开　　本	173 毫米 ×243 毫米　　16 开
印　　张	12
字　　数	200 千字
版　　次	2017 年 4 月第 1 版
印　　次	2017 年 4 月第 1 次印刷
定　　价	29.80 元

序 言 PREFACE

"祝贺你,你要当妈妈了!"当听到这句话,相信很多女性都会有一种热泪盈眶的欣喜感。因为怀孕生育可以说是一个女人一生中最值得期待、最幸福的事,当得知自己体内有一个小生命开始孕育的那一刻起,一种神圣而又复杂的感情会油然而生。

本书以时间为序,以图文并茂的形式,详细介绍了从备孕到妊娠、分娩、产后调养再到育儿整个过程中需要注意的问题。尽管它不能替代专家医生提供的健康检查、治疗和护理,但它可为准爸妈提供科学的知识,提醒并解决了很多孕产育过程中最可能被忽略的问题,保证了孕妈咪高品质的孕期生活,细心呵护妈妈和宝宝的健康。

在准备怀孕部分,讲解了快速怀孕的方法,以及准爸妈应该提前进行的孕前检查项目,并为胎宝宝优生优育制定了详细的孕前饮食计划,为准爸妈"预约"一个聪明健康的宝宝。

在呵护孕程部分,从孕一月到孕十月,都详细讲述了每一个月怀孕妈妈和宝宝的身体变化情况,对孕妈咪的生活、饮食、检查、疾病预防以及运动都给予详细、体贴的指导,全程呵护孕妈咪和胎宝宝的健康。

在产前准备和产后护理部分,让你了解关于产妇产前准备、产后护理的知识和注意事项,详细分析了自然生产与剖宫产,为即将分娩的产妇提供有效的指导,介绍了新妈妈产后护理与保健的细节,并提供了新妈妈产后调养食谱,帮助新妈妈健康调养身体。

在胎儿与新生儿成长养育部分,密切关注胎儿与新生儿的生长发育情况,更对新生儿的饮食喂养进行了详细解析,保证宝宝健康成长。

在婴儿养育与喂养部分,为父母介绍了0~1岁婴幼儿的生长发育过程,并提供了婴儿健康营养食谱,分类讲解了婴幼儿期间的预防接种和常见问题的发生原理及护理要点,为呵护宝宝聪明、健康成长提供了保障。

本书内容丰富,图文并茂,语言简洁,通俗易通,科学系统地对孕产育儿方面的知识进行了详细讲解,具有很强的实用性。希望每一位阅读本书的父母都能从中受益,轻松度过一段奇妙而幸福的妊娠分娩育儿过程。

目 录 ♥ CONTENTS

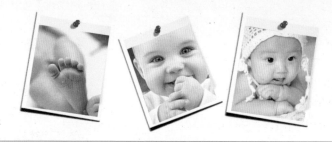

♥ PART1 ｜ 轻松备孕，迎接天使降临

目 录 ♥ CONTENTS

♥ PART2 | 10个月孕程贴心呵护

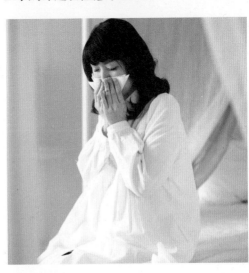

目 录 ♥ CONTENTS

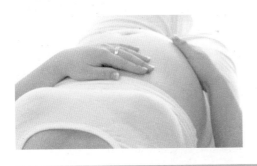

目 录 ❤ CONTENTS

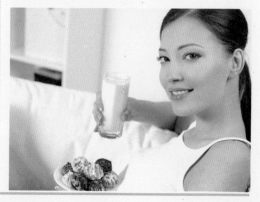

目 录 CONTENTS

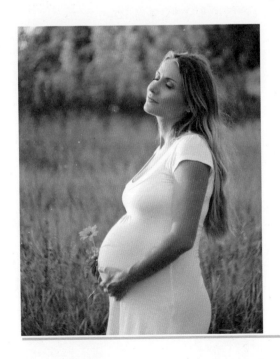

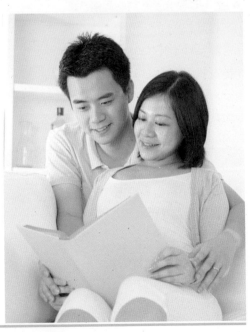

目 录 ♥ CONTENTS

♥ PART3 | 产前准备、产后护理和保健

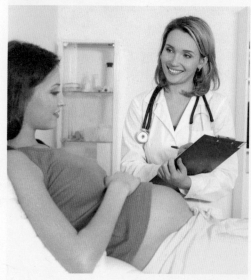

目 录 ❤ CONTENTS

❤ PART4 | 胎儿与新生儿的成长保健

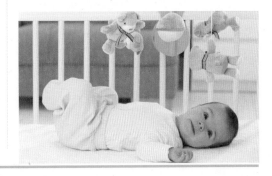

目 录 ❤ CONTENTS

❤ PART5 | 婴儿生长发育与喂养

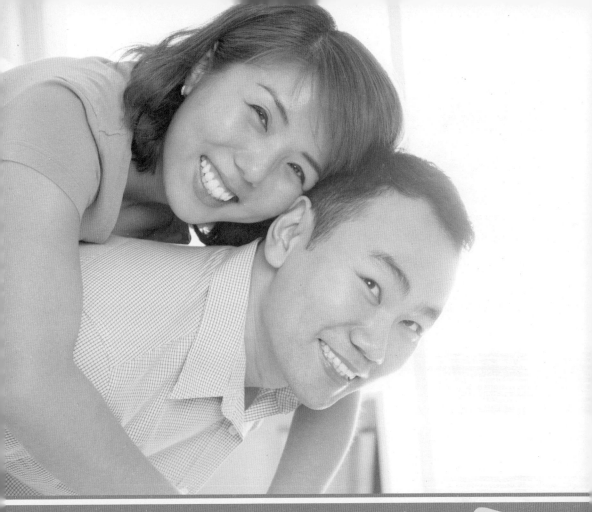

PART 1

轻松备孕，迎接天使降临

●要想顺利地受孕、优生，打好遗传基础，适合个人情况、有计划的孕前准备是必不可少的。就像播种前，先要翻整土地、施肥一样，夫妇双方应该根据家庭的经济情况和身心状态做好各方面的调整，了解影响受孕的各种因素和帮助成功受孕的技巧，在细节上提高成功率，迎接宝宝的到来。

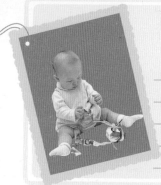

快速怀孕有讲究

◎受孕是一个特殊的生理过程，对于健康男女，一般不主张太刻意去采取什么手段来干扰这个自然的过程。但是，了解相关的基本常识却有助于大大提高受孕的成功率。

💛 提高受孕成功率的方法

影响受孕的因素有很多，受孕环境、人的生理节律、年龄、季节、性交体位等等因素都可能会对受孕造成影响，了解一下这些因素，不仅能提高受孕的成功率，还能为优生优育提供参考，孕育一个健康的宝宝。

① 适宜受孕的环境

受孕需要一个良好的环境。中国古代胎教学便非常重视受孕时外界环境因素的影响，指出太阳黑子爆发、雷电交加、日食月食、大寒大暑、大雾等环境不宜受孕，因为这些会影响人体的生殖细胞，引起畸变，生出不健康的宝宝。

理想的受孕环境应空气清新，温度适宜，能够让人精神振奋，同时还能保持充沛的精力。卧室应避免外界的干扰，床上用品应该是干净的，最好是刚洗晒过。如果再放些轻松的乐曲作为背景音乐，就更能让人产生良好的心理暗示，使夫妻双方以最佳的状态播下爱的种子。

② 生理节律与受孕的关系

科学研究表明，人从出生到生命终止，身体内一直存在着体力、情绪及智力三方面的周期性变化，这种周期性的变化即为人体的生理节律。在高潮期时，人表现得体力充沛、幽默风趣、机智灵活、思维敏捷，如果在夫妻双方都处于身体情况的高潮期时怀孕，就能孕育出特别健康聪明的宝宝。反之，如果夫妻双方都处于低潮期或低潮与高潮期临界时，就易生出体弱、智力有问题的孩子。而如果夫妻一方

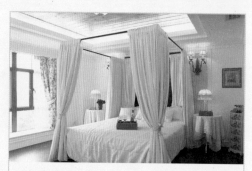

◎气温舒适、温馨浪漫的卧室环境，可帮助夫妻放松心情，愉悦性爱，增加怀孕的成功率。

处于高潮，另一方处于低潮，就易生出健康和智力情况一般的孩子。所以，以下几条是我们需要做的。

（1）找出夫妻双方的生理高潮时间

据观察，制约人体体力的生理节律周期为23天，制约人体情绪的生理节律周期为28天，制约人体智力的生理节律周期为33天。每一种生理节律都有高潮期、临界日及低潮期，临界日是指每个周期最中间的那一天，也就是低潮与高潮的临界时间。三个生理周期的临界日分别为11.5天、14天及16.5天，临界日的前半期为高潮期，后半期为低潮期。如果夫妻能在3个节律的高潮期里受孕是最好不过的了。

（2）通过万年历计算人体生理节律周期

用万年历计算人体生理节律周期，是用从出生那天起到受孕那天的总天数，加上闰年所增加的天数，然后分别除以23、

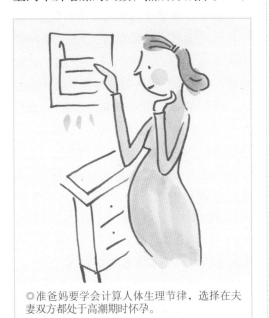

◎准爸妈要学会计算人体生理节律，选择在夫妻双方都处于高潮期时怀孕。

28、33这三个数字，通过所得余数大小便可得知身体分别处于三个节律周期的哪一阶段。余数等于临界日的天数为临界日，余数小于临界日为高潮期，余数大于临界日为低潮期。

❸ 规律作息利于受孕

能够提高受孕儿率的细节，其中很重要的一项就是要调整作息时间，养成健康的生活方式。研究证实，夫妻双方身体舒适且心情愉快时同房，能促使内分泌系统分泌出大量有益于健康的酶、激素及乙酸胆碱等，让夫妻双方的体力、智能处于最良好状态，这时性功能最强，非常容易进入性高潮，形成优良的受精卵，并成功受孕。

反之，如果备孕夫妻作息长期不规律，就极易使身体疲劳，破坏体内激素分泌的平衡，从而造成身体营养不良，或免疫功能减弱的状况，降低精子和卵子的质量，影响受精卵的形成。即使受精卵成功形成，不良的身体状况还可能干扰子宫的内环境而不利于受精卵着床和生长，导致胚胎萎缩、流产，从而降低成功受孕的儿率。因此，备孕夫妻在孕前就应该调整好作息，养成良好的生活习惯。

❹ 最佳生育年龄

女性在25～30岁生育是最佳年龄段。这一时期女性的全身发育完全成熟，卵子质量高。此时孕育宝宝，分娩危险小，胎儿生长发育好，早产儿、畸形儿和痴呆儿的发生率最低。

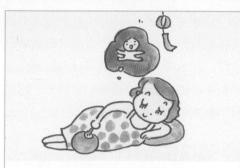
◎女性在25~30岁生育是最佳年龄段，这一时期女性的全身发育完全成熟，卵子质量高。

而男性在27~35岁期间完成生育是最理想的。因为，男性的精子质量在30岁时达到高峰，然后能持续5年的高质量。在35岁以后，男性体内的雄性激素开始衰减，平均每过一年其睾丸激素的分量就下降1%，精子的基因突变率相应增高，精子的数量和质量都得不到保证，对胎儿的健康也会产生不利影响。

⑤ 最佳怀孕季节

怀孕的最好季节是夏末秋初，这是人类生活与自然最适应的季节。此时气候温和适宜，风疹病毒感染和呼吸道传染病较少流行。孕妈妈的饮食起居易于安排，也让胎儿在最初阶段有一个安定的发育环境，对于保证优生最有利。

因为怀孕早期是胎儿大脑皮质形成的阶段，而炎夏温度过高，孕妈妈妊娠反应重，食欲不佳，蛋白质摄取量少，肌体消耗量大；严冬温度过低，新鲜蔬菜少，孕妈妈常居于室内，活动量过少并缺少新鲜空气供给，容易受冷感冒。这些不利的气候，都会影响胎儿的发育和智能。

具体来说，怀孕的最佳月份在7~9月。如果这段时间怀孕，三个月后正是秋末冬初，水果蔬菜较丰富，可不断调换品种，变换口味，改善饮食，保证营养、维生素等的供应；早孕反应在怀孕3个月后逐渐消失，此时新鲜粮食、瓜果更多，营养更充足。

到次年的4~6月分娩，正好是春末夏初，气候温和，能让产妇顺利度过产褥期，也便于哺乳和给新生儿洗澡。到6月份后，天气变暖，可以把孩子抱出室外，经常晒太阳，防止软骨病、佝偻病等缺钙性疾病。当婴儿6个月后，需要添加辅食时，又能避开肠道传染病的高峰期。

不过，怀孕时间除考虑到季节因素外，还应考虑到夫妇双方的身体条件、精神状态等因素。

⑥ 最易怀孕的时期

正常生育年龄的女性卵巢每月只排出一个卵子，卵子排出后可存活1~2天，精子在女性生殖道里可存活2~3天，受精能力大多是在排卵后的24小时之内，这样超过2~3天精子就会失去与卵子结合的能力。所以在排卵前2~3天和排卵后1~2天性交，最容易使女性受孕，医学上称为"易孕阶段"，也叫危险期。

因此，女性要坚持进行基础体温测量，推测出排卵日期，然后抓住这个时机，就很容易成功受孕。

⑦ 利于怀孕的性交体位

性生活体位有男上位、女下位、侧位、坐位、蹲位、后进位、胸膝位、站位等常用的8种。有些性交体位可增加性感，有些体位可增加生育机会，有些体位有利于优生，有些体位有利于卫生保健和预防疾病。故根据不同的情况与不同的需要，选择合适的体位，是符合人体心理需要与保健需要的。

从性交体位而言，一般采用男上女下体位容易怀孕。因为女方在下平躺仰卧，双腿分开，双膝微弯，有利于阴部松弛、阴门开放，这样有利于精液进入阴道深部——阴道穹窿部，使整个子宫颈外口都能接触精液。当宫颈外口浸泡在"精液池"中时，精子就会主动进入宫颈口，为精子迅速进入宫腔到达输卵管与卵子结合创造了最佳条件。

相对而言，女上男下位、侧位、背俯位、坐位、站位等性交体位并不利于受孕。如女上位，这种体位可增加夫妇双方的性感，但这种体位，性高潮以后精液大部分向下外流，这对生育是不利的。有些虽然采取男上位，但女方子宫后位、阴道过短或阴道后穹窿处很浅，也会导致精液藏不住而往往自阴道口流出，这也不利于受孕。对于这种情况，

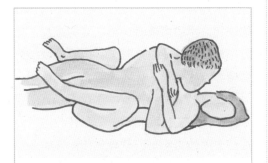

◎从性交体位而言，一般采用男上女下位，有利于精液进入阴道深部，更易使女性怀孕。

可以用枕头或其他物品适当垫高臀部，形成一个"人工槽"，这样能防止精液外流，有利于精液在阴道内贮存，为精子的活动提供良好条件。

对于其他的体位姿势，必须采取针对性措施，才能提高受孕的概率。

如采用胸膝位，女方先俯身跪于床上，胸贴床垫，两手置于头部前方，双腿稍屈曲，两大腿分开，男方也跪于床垫上然后性交。这种体位可使精液较好地停留于女方阴道里，不易流出。

如采用屈曲位，女方仰卧，臀部稍抬高，两腿屈起，性交后继续仰卧20~30分钟，使精液不致立即外溢，如此可增加受孕机会。此种方法适用于子宫后位、阴道过短或阴道后穹隆较浅的不孕患者。

在采用屈曲位进行性交时，女性是仰躺在床上，双腿向腰部屈曲，而男性用膝和肘或掌支撑身体，在这种状态下，女性的阴道和地面是相垂直的，阴道口也开得较大，男性做活塞运动也不同于正常位的沿女性体轴水平运动，而是垂直运动。女性若从外侧抱住弯曲的双膝，屈曲度会变得更大。女性还可把双腿放在男性的肩上，或者双足在男性的脊背上搭扣。屈曲位的缺点是远离阴蒂和阴道入口，优点是阴茎插入很深，另外因阴道趋于垂直，精液滞留在阴道内不易流出，也利于受孕。

不管采用何种体位，为了避免性交后精液外溢，都应养成良好习惯，最好于性交前排解小便。如果性交后立

即排尿，也会使得精液溢出，降低怀孕的机会。

⑧ 利于怀孕的性交频率

从性交频率而言，一般3~5天性交一次受孕概率较大。人的性交频率是随着年龄增长而逐渐下降的。古代医学家总结了男子性交频率的规律，如《医心方》中认为：20岁者2日1次，30岁者3日1次，40岁者4日1次，50岁者5日1次，年过60者不宜多泄精。这与现代性医学研究结果是基本一致的。

当然，每个人体质有强弱，情绪有高低，工作有松紧，生活水平不尽相同，所以也会因人而异。从怀孕的角度分析，过频的性交不利于精子的成熟，而过度的节欲，如十天半月1次，会因为精子老化或错过女性排卵期，也不利于受孕。

⑨ 避孕药与受孕

平时服用避孕药的女性如果想怀孕，最好在停药6个月后再受孕，让体内残留的避孕药完全排出体外，而在此期间，可以采用非药物方法避孕（如使用避孕套）。

口服避孕药为激素类避孕药，其作用比天然激素强很多倍。如果停药时间过短，可能会造成胚胎发生某些缺陷。而且，口服避孕药是经肠道进入体内，在肝脏内代谢储存，它的吸收代谢时间较长。停药的6个月内，尽管体内药物浓度已不能产生避孕作用，但对胎儿仍有不良影响。所以如果停了避孕药就怀孕，将会对

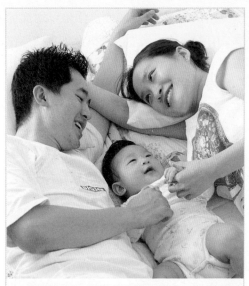

◎服用避孕药的女性如果想怀孕，最好在停药6个月后再受孕，让体内残留的避孕药完全排出体外。

小宝宝产生危害。

⑩ 流产后的怀孕时间

如果你刚刚经历了流产。那么，至少要等半年再怀孕，最好是一年后再怀孕为好。如果第一次流产是因为受精卵异常所致，则需要间隔的时间更长。

因为各种人工流产都要进行吸宫或刮宫，以便将宫腔内的胚胎组织清除干净。在手术过程中，子宫内膜会受到不同程度的损伤，术后需要有一个恢复的过程，如过早地再次怀孕，这时子宫内膜难以维持受精卵着床和发育，因而容易引起流产。另外，流产后的女性身体比较虚弱，需要一段时间才能恢复正常，如果怀孕过早，往往会因体力不足、营养欠佳而使胎儿发育不良。

调整生活细节，女性备孕更轻松

女性怀孕是一件说容易也容易，说不容易也难的事情。不过，女性的怀孕能力肯定受生活习惯的影响。要想增加受孕机会，确保遗传给宝宝的是两人的最优基因，就需要备孕女性对生活做出积极的调整。

1 适量服用维生素

维生素是维持人体正常功能不可缺少的营养素，与肌体代谢有密切关系，并对肌体有重要的调节作用。人体对维生素的需要量虽然微乎其微，但作用却很大。当体内维生素供给不足时，能引起身体新陈代谢的障碍，从而造成皮肤功能的障碍。

维生素与优生有密切关系。想要怀孕的女性应该在饮食方面注意合理营养和膳食平衡，以保证各种营养素包括维生素的足够供应。据英国列斯大学研究发现，每天服用维生素的女性，怀孕的机会较没有服用的高40%。这是由于维生素能为卵子提供养分，促进卵子受精；而且维生素C

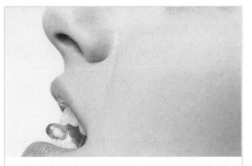

◎每天服用维生素的女性，怀孕的机会较没有服用的高40%。

和维生素E均有抗氧化的作用，能有效清除体内的毒素，催生胶原蛋白，加速健康组织的生长。

不过，医生提醒，过量服用维生素也可引发不良和毒害反应，所以服用维生素制剂应做到适当、合理、平衡，为将来胎儿的正常健康发育打下营养基础。

2 孕前提前补充叶酸

叶酸是一种水溶性维生素，在绿叶蔬菜、水果及动物肝脏中储存丰富。叶酸参与人体新陈代谢的全过程，是合成人体重要物质DNA的必需维生素，能促进骨髓中幼细胞的成熟。人体如缺乏叶酸，可引起巨红细胞性贫血以及白细胞减少症。

叶酸对准妈妈尤其重要。如在怀孕头3个月内缺乏叶酸，可导致胎儿神经管发育缺陷，从而增加裂脑儿、无脑儿的发生率；其次，准妈妈多补充叶酸，可防止早产、新生儿体重过轻以及兔唇等先天性畸形等情况的发生。不过，女性服用叶酸应在医生指导下进行。一般认为，无叶酸缺乏症的准妈妈每日摄取不宜过多，服用准妈妈专用的叶酸制剂即可，不需服用治疗贫血所用的大含量（每片含叶酸5毫克）叶酸片。

此外，补充叶酸必须从怀孕前3个月开始，以使女性体内的叶酸维持在一定的水平，保证胚胎早期叶酸营养正常。据研究，女性在服用叶酸后，要经过4周的时

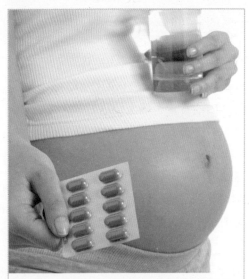

◎补充叶酸必须从怀孕前3个月开始，以使女性体内的叶酸维持在一定的水平。

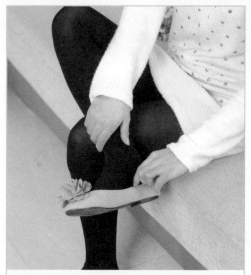

◎无论是孕前还是孕后女性都应少穿高跟鞋，多穿平底鞋，这样有助于提高孕力。

间，体内叶酸缺乏的状态才能得以纠正，这样才可确保在怀孕早期胎儿神经系统发育的需要。

自然摄取叶酸，首选猕猴桃。其他富含叶酸的食物主要还有绿色蔬菜，如莴苣、菠菜、西红柿、花菜；新鲜水果如橘子、草莓、香蕉、柠檬、石榴、葡萄等；动物的肝脏、肾脏、禽肉及蛋类，如猪肝、鸡肉、牛肉、羊肉等；豆类、坚果类食品，如黄豆、豆制品、核桃、栗子、松子等；谷物类如大麦、米糠、小麦胚芽、糙米等。

❸ 备孕女性和准妈妈要少穿高跟鞋

孕前长时间穿高跟鞋会使身体倾斜，身体与地面形成的角度减小，骨盆就会随之倾斜。时间一长，不但会让骨盆腔位移，还容易引起子宫位前倾，增加不孕发生的概率。

孕早期3个月，准妈妈的身体处于敏感期，最容易引起流产，如果常穿高跟鞋，那么扭伤、摔倒的概率会增大，间接危害准妈妈与胎儿的健康。

孕后期，随着肚子的增大和体重的增加，女性身体的重心前移，站立或行走时腰背部肌肉和双脚的负担加重，如果穿高跟鞋，就会使身体重心不稳，加重身体和脚的负担；另外，由于孕后期女性双脚常有不同程度的水肿，而高跟鞋的鞋底和鞋帮较硬，所以对准妈妈的下肢静脉回流也会产生一定的影响。因此，无论是孕前还是孕后女性都应少穿高跟鞋。

❹ 拒绝经期性生活

经期性生活的危害相当大，对男女双方的身体都会造成伤害。首先，经期性生活时男性阴茎插入会使女性生殖器充血，导致月经量增多，经期延长；其次，经期生殖道黏膜处于损伤状态，经期性生活时男性生殖器就很可能把细菌带入阴道内，感染子宫内膜，甚至累及输卵管和盆腔器官，危害女性身体健康；再次，性冲动时子宫会强烈收缩，就会将子宫内膜碎片挤入盆腔，引起子宫内膜异位症，从而导致女性不孕；此外，经期性生活很容易使精子及其抗原进入女性血液，极易使血液产生抵抗精子的抗体，一旦产生抗体，就会让射入体内的精子凝集，失去活动力，损伤孕力。

⑤ 少穿紧身衣服、露脐装

经常穿紧身衣物和露脐装，对女性和男性的身体健康和生殖器官都有严重影响。女性常穿紧身衣服时，会对子宫、输卵管等生殖器官产生极大的压力，从而使得子宫内膜细胞离开子宫进入卵巢，形成子宫内膜异位症。据英国官方统计，目前英国有10%～15%的育龄女性罹患子宫内膜异位症，而习惯穿着宽松纱丽服的印度女性患子宫内膜异位症的就较少。

因此，在日常生活中，选择衣服除了追求时尚感之外，也要兼顾健康，选择宽松、透气好的衣物最佳。

⑥ 备孕女性不宜烫发、染发

据国外医学专家调查，染发剂中含有对人体有害的化学物质，容易被人体吸收，极有可能导致皮肤癌和乳腺癌，同时会导致胎儿畸形，影响未来宝宝的生长发育。因此，准备怀孕的夫妻应

慎重对待染发，以免对母体和胎儿造成不好的影响。而化学烫发剂同样极易使女性产生过敏反应，影响体内胎儿的正常生长发育，并且会使头发变得更加脆弱，加剧头发脱落。

实验证明，长期使用染发剂可引起人体皮肤过敏反应，使皮肤出现发痒、红斑、红肿等症状。这主要是因为常见的染发剂中含铅，铅与过氧化脂质结合后，会加剧体内细胞黑色素沉着，影响美观；其次，铅还可以经过皮肤和黏膜吸收，形成蓄积，然后通过胎盘和乳汁传递，造成胎儿患母源性铅中毒，使孩子神经系统对铅敏感，损伤胎儿脑组织，影响孩子的身体和智力发育。

因此，准备怀孕的女性应避免烫发、染发，同时注意避免职业性铅接触，以免影响母婴健康，导致低体重出生儿、胎儿发育迟缓、智力低下等现象。

⑦ 孕前应做好各类预防疫苗的接种工作

为预防某些传染疾病，备孕女性孕前可注射疫苗。不过孕前要接种哪几种疫苗和最佳接种时机等问题都需要准爸妈们细致地去了解。

（1）风疹疫苗

感染风疹病毒是引发先天性心脏病的主要因素之一，接种风疹疫苗主要就是为了预防胎儿先天性心脏病。

医学研究表明，准妈妈如果在怀孕1个月内感染风疹，胎儿先天性心脏病发生率会达到60%以上；若在怀孕2个月内感染

风疹，发生率为33%；若在3月内也会达到6%。风疹病毒不仅可导致胎儿先天性心脏缺损，还会引起先天性眼病、痴呆、血小板减少性紫癜、肝脾肿大等疾病。最可怕的是，有三分之二的风疹是隐性感染，会使胎儿受到严重的损害。因此，备孕女性应在怀孕前3个月接种风疹疫苗，此时体内已产生抗体，便可放心怀孕。

①注射时间：至少在孕前3个月。

②免疫效果：有效率达98%，可达到终身免疫。

③特别提醒：如果怀孕前未接种疫苗，怀孕早期怀疑可能感染风疹病毒，应尽快到医院做免疫性抗体IgM测定。一旦确定患有急性风疹，专家建议考虑终止怀孕。

（2）乙肝疫苗

乙肝疫苗是用于预防乙型肝炎（乙肝）的特殊药物，疫苗接种后，可刺激免疫系统产生保护性抗体，使人体具有预防乙肝病毒的免疫力，能在乙肝病毒产生时及时有效地清除，阻止感染，并不会伤害肝脏。

母婴传播是乙肝的重要传播途径之一。因为乙肝病毒是垂直传播的，会通过胎盘屏障直接感染胎儿，使85%～90%的胎儿一出生就成为乙肝病毒携带者，且其中的25%患者会在成年后转化成肝硬变或肝癌。同时，乙肝病毒还会导致胎儿发育畸形。所以，为预防感染乙肝病毒，并使胎儿免遭乙肝病毒侵害，育龄女性，尤其是准备怀孕的女性一定要接种乙肝疫苗。

①注射时间：建议在准备怀孕前9个月，按照0、1、6的程序注射。即从第一针算起，在此后1个月时注射第二针，在6个月时注射第三针。

②免疫效果：免疫率可达95%以上，有效期5～9年。如果有必要，每次注射疫苗并成功形成抗体后5～6年时，可加强注射1次。

③特别提醒：一部分人在注射完三针后还是不能产生抗体，或产生很少的抗体，这时就应进行加强注射。如果出现这种情况，就应将接种乙肝疫苗的时间提前到孕前11个月。

（3）甲肝疫苗

甲型肝炎（甲肝）病毒多通过水源、饮食传播。怀孕后，因为内分泌的改变和对营养需求的增加，准妈妈的肝脏负担加重，身体抵抗病毒的能力减弱，很容易受到感染。因此，经常出差或常在外就餐的女性，更应该在孕前注

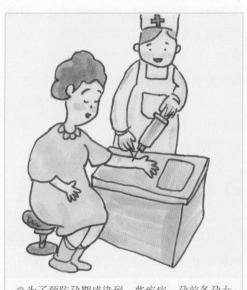

◎为了预防孕期感染到一些疾病，孕前备孕女性应做好各类预防疫苗的接种工作。

射甲肝疫苗，预防甲肝病毒。

①注射时间：至少在孕前3个月。

②免疫效果：甲肝疫苗接种8周后，就可产生很高的抗体，获得良好的免疫力。接种疫苗后3年可进行加强免疫。

③特别提醒：目前甲肝疫苗主要有甲肝灭活疫苗和减毒活疫苗两大类。其中，甲肝灭活疫苗稳定性更强，安全性更高，是世界卫生组织推荐使用的疫苗之一，建议使用此种疫苗更佳。

（4）流感疫苗

流感疫苗用于预防流行性感冒。正常人患感冒后可能影响不大，但由于准妈妈抵抗力差，一旦患上流感就可能引发一些严重的并发症。一种并发症是继发细菌感染，如咽喉炎、中耳炎、鼻窦炎、支气管炎、病毒性肺炎等；另一种并发症则是使身体原有的慢性病进一步加重，包括心脏病、肾脏疾病和糖尿病等，还可能导致相应器官功能的衰竭。接种流感疫苗，可减少感染流感的机会，或减轻流感症状，有效预防和控制流感。

①注射时间：建议在孕前3个月接种，如果已经怀孕，就应咨询医生后，再考虑是否接种。

②免疫效果：流感疫苗属短效疫苗，抗病时间只能维持1年左右，且只能预防几种流感病毒。

③特别提醒：流感疫苗毕竟是病原或降低活性的病毒，虽然有效，但也并不是打得越多越好，因此准备怀孕的女性一定要养成锻炼身体的习惯，不断增强身体的抵抗力。

（5）水痘疫苗

水痘是由水痘带状疱疹病毒初次感染引起的急性传染病，表现为发热、红色斑丘疹、疱疹、痂疹。准妈妈如果在早期感染水痘，会导致胎儿患上先天性水痘或新生儿水痘；若是在孕晚期感染水痘，则可能导致准妈妈患上严重的肺炎，甚至致命。然而对于水痘带状疱疹病毒，现代医学还没有特效药物治疗，主要以预防感染为主，因此，专家建议育龄女性一定要在怀孕前接种水痘疫苗，并在怀孕前后避免接触水痘患者。

①注射时间：至少在受孕前3～6个月接种疫苗。

②免疫效果：可达10年以上。

③特别提醒：水痘疫苗分为水痘减毒疫苗和灭活疫苗两种，两种疫苗可同时接种，但应接种于不同部位，且不能在注射器中混合。同时接种水痘减毒疫苗和麻疹疫苗时，接种时间应至少间隔1个月。

Tips：疫苗接种注意事项

①并非所有的预防接种都是安全的，诸如麻疹、腮腺炎等病毒性减毒活疫苗，口服脊髓灰质炎疫苗以及百日咳疫苗，准妈妈都应禁用。

②凡有流产史的准妈妈，为安全起见，均不宜接受任何防疫接种。

③由于每个人的身体状况有所不同，为确保安全，准妈妈在接种疫苗前，最好先向医生说明自己准备怀孕的情况，以及过往病史、目前的健康情况和过敏史等，在医生的指导下实施接种。

④准备怀孕前，准妈妈应问清楚医生，接种的疫苗多久后方可计划怀孕，尽量避免疫苗对胎儿造成影响。

⑧ 将体重调整到最佳状态

很多人可能还不知道，太胖或过瘦都会对女性的生育能力和怀孕的结果产生影响。目前国际上常用的衡量人体胖瘦程度以及是否健康的一个标准为BMI指数，计算公式为：体重（千克数）÷身高（米数）的平方。例如，身高为1.65米，体重为66千克的女性，BMI指数$=66 \div 1.65^2 = 24$。一般认为，女性适中的BMI指数为19~24，理想指数为22，而高于29即可称为肥胖。

当身体稍稍过胖，BMI指数为25~29时，育龄女性在合理时间内怀上孩子的机会会降低1/3。而当身体过于肥胖，BMI指数大于等于27时，这些女性会比体重正常的女性因为排卵期问题而造成不育症的可能性高出3倍。体重过轻则不仅会极大降低女性的生育能力，而且还会增大流产率。因此，要想怀上孩子，还应注意体重的调整，最好在正常的体重下孕育，以确保母体和胎儿的健康。

（1）体重偏重怎么办

孕前体重指数偏高（BMI指数大于25）的准妈妈尤其要注意孕前体重的控制，应限制自己孕前体重的增加。孕前体重增加过多，会增加准妈妈患高血压和怀上巨大儿的可能性。

但是，准妈妈要采用节食的方式来控制体重也是不可取的。研究表明，对于偏重或者在孕前前半程体重增加太多的准妈妈来说，低热量的饮食并不能降低发生高血压或先兆流产的概率。而且，节食对于胎儿的发育也不利，正确的做法是咨询医生，坚持正常、营养均衡的饮食，不吃蛋糕、糖果等高热量且没有营养的食品，以确保准妈妈和胎儿的营养需求，又不至于使体重增加得太多。

（2）体重偏轻怎么办

最好的做法是，体重偏轻的女性（BMI指数低于19）在将体重调整到正常体重前不要怀孕。这既是因为体重过轻会影响生育能力，再就是因为体重偏轻时怀上孩子，孩子也可能会出现体重低、个头小的情况，从而引发其他问题。如果体重不够，但是已经怀孕了，一定要咨询医生，制定一个孕前饮食方案，以确保准妈妈和胎宝宝的营养需求，保证胎儿的健康发育。

⑨ 服药期间不要怀孕

有些长期身体虚弱或患有长期疾病的女性，需要长时间服用某些药物。激素、抗生素、止吐药、抗癌药、治疗精神疾病的药物及镇静安眠药等都会对生殖细胞造成不同程度的影响，甚至引发不孕。而初级卵母细胞发育成成熟卵子需要142天，在此期间卵子最易受到药物的影响。

因此，长期服药的女性不要急于怀孕。一般在停药20天后受孕才不会影响下一代。

当然，有些药物影响的时间可能更长，最好在准备怀孕之前咨询医生，请医生帮忙判定停用药物的时间。

男性助孕需注意

备孕男性的生活习惯对女性怀孕的影响同样重要，因为他的精子活力直接影响着怀孕的成功率和胎宝宝的健康。因此，即将孕育后代的男性，在孕前的这段时间内也应做好调整，以迎接宝宝的到来。

① 备孕男性也要多了解孕产知识

妻子怀孕是一件大事，这将在很大程度上改变两个人的生活。在这段特殊的日子里，作为丈夫有义务和责任帮助妻子安度孕产期。因此，备孕男性一定多学习孕产知识，对胎宝贝的成长和准妈妈的反应有所了解，这样才能排除准妈妈的很多不必要的恐惧，减少很多不必要的烦恼，也就为她减轻很多心理压力。如果条件允许，备孕男性最好能跟准妈妈一起接受产前培训，包括准妈妈体操、产前知识和分娩呼吸法，这会有利于帮助妻子顺利分娩。

② 让备孕女性远离宠物

现在很多家庭都喜欢饲养宠物，宠物与主人形成非常亲密的关系。但对准备怀孕的家庭来说，最好不要饲养宠物，因为宠物的身上多携带有弓形虫病，如果备孕女性经常与宠物接触，很可能会感染上这种病，并通过胎盘传染给胎宝宝，造成胎儿畸形或死胎。

如果备孕女性舍不得将宠物送走，丈夫就应接受照顾宠物的责任，让备孕女性远离弓形虫病，而且要让备孕女性在怀孕之前检测弓形虫，如果没有近期感染证据，方可怀孕。要让备孕女性远离弓形虫感染，丈夫应及时做好猫的粪便清洁工作，避免备孕女性与猫的粪便接触。此外，还应带宠物去医院也做一下体检，并检测一下弓形虫病抗体，如呈阳性，你依旧可以把它留在家里，并每月至少带宠物去医院检查一次，以确保百分百的安全。

③ 要穿棉质内裤

睾丸是产生和储存精液的大本营，棉质材料的内裤舒适性和透气性俱佳，更符合男性睾丸的自然生理环境，从而更好地保证男性正常的生精功能、性功能等。

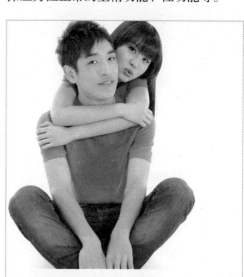

◎ 紧绷的牛仔裤容易导致精子缺水、缺氧而"憋死"，想要顺利让备孕女性怀上宝宝，备孕男性应少穿牛仔裤。

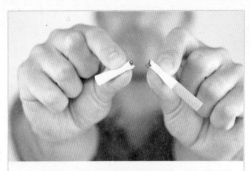
◎长期大量吸烟的男性更容易发生性功能障碍，要想顺利怀上宝宝，准爸爸首先要戒烟。

④ 备孕男性应戒烟少酒

对男性而言，吸烟不仅会影响受孕的成功率，而且会严重影响受精卵和胚胎的质量。此外，长期大量吸烟的男性更容易发生性功能障碍，从而间接地降低了生育能力。戒烟对准备做爸爸的人来说是一道命令，至少要提早三个月到半年开始。

酗酒会造成肌体酒精中毒，影响生殖系统，使精子数量减少、活力降低，还会令畸形精子、死精子的比率升高，从而影响受孕和胚胎发育。因此，准备做爸爸的人还是少碰酒为好。

⑤ 维持精子正常的环境温度

精子喜欢阴凉的环境，阴囊的温度低于体表温度1～2℃才有利于它活动。穿质地较厚、紧绷的牛仔裤和用防水闪光面料做成的不透气裤子形成的"高温"，导致精子缺水、缺氧而"憋死"。而穿正装的男性在沙发上坐三五个钟头或洗桑拿几个小时，也会因高温"烫"坏精子。

⑥ 培育最强壮的精子

要培育最强壮的精子，丈夫应保持健壮的身体，还要保持精神愉快，并适当减少性生活，使精囊中贮存更多的高质量精子。

适当的运动不仅可以保持体力、维护健康，还是有效的减压方式。压力大的男性更可以考虑每天运动30～45分钟，但锻炼强度要适中，不建议进行剧烈的运动，如马拉松和长距离的骑车。

将体重控制在标准范围内也可以提高精子的质量。研究表明，男性身体过度肥胖，会导致腹股沟处的温度升高，损害精子的成长，从而导致不育。

此外，男性还应该养成好的生活卫生习惯，每天对包皮、阴囊进行清洗。因为这些隐私部位更容易藏污纳垢。

⑦ 注意周边环境的变化

医学研究发现，高温、辐射、噪声，以及铅、汞、镉、砷等环境问题极易影响人体正常代谢和生殖功能，导致不孕不育症。而且，有些环境问题造成的危害可能是长期的，反应直接的可能会导致流产，而有些疾病则有一定的潜伏期，往往等到孩子大一些的时候，才能发现他们患有某些先天性疾病。因此，在备孕和怀孕期间，男性要关注家居和工作等经常出入的环境的变化，注意饮水健康，使备孕女性远离化学药剂，以免影响受孕的机会和质量，危害胎儿健康。

⑧ 避免使用影响男性生育的药物

为了让宝宝更聪明健康，在受孕之

前，男性也不能乱吃药物，乱用药物。

雌激素、孕激素及丙酸睾丸酮等激素类药物，会抑制脑下垂体促性腺激素分泌，进而抑制睾丸的生精功能。

直接抑制生精的药物、影响精子成熟的药物、影响射精的药物及其他许多外用药物都有影响男性生育的作用，一定要慎用。

❾ 多吃助孕食物，提高受孕率

蔬菜瓜果中的营养物质是男性生殖、生理活动必需的，如果男性身体中长期缺乏蔬果中的各类维生素，就可能有碍于性腺的正常发育和精子的生成，从而使精子数量减少或影响精子的正常活动能力，严重的有可能导致不育。

研究表明：如果男性体内维生素A严重不足，容易使精子受损，还会削弱精子的活动能力；即使受孕，也容易导致胎儿畸形或死胎。而一旦缺乏B族维生素（包括泛酸），则会影响男性的睾丸健康，降低男性的生殖能力。

当叶酸在男性体内呈现不足时，会降低男性精液浓度，减弱精子的活动能力，使受孕困难。

蛋白质是生成精子的重要原料，充足而优质的蛋白质可以提高精子的数量和质量。富含优质蛋白质的食物包括三文鱼、牡蛎、深海鱼虾等，这些海产品不仅污染程度低，其中的DHA、EHA等营养元素还能促进大脑发育和增强体质。此外，各种瘦肉、动物肝脏、乳类、蛋类也是优质的蛋白质食品。

人体内的矿物质和微量元素对男性的生育力也有重要影响。如锌、锰、硒等元素参与了男性睾酮的合成和运载活动，同时有助于提升精子的活动能力及提高受精成功率，因此，准备生宝宝的男性，应多摄入一些含矿物质和微量元素的食物。

❿ 给妻子一个好心情

作为家庭主要成员的丈夫，对妻子一定要体贴、温柔、关心，给她一个好心情。特别是经过几个月的试孕后，妻子如果还没有怀孕，这时她的心理压力、负面情绪都会增加。此时，丈夫要更加关心和体贴妻子，并及时给予开导，从心理上给她减压。

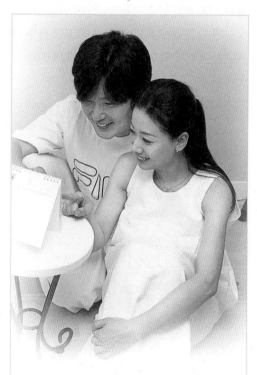

◎丈夫对妻子一定要体贴、温柔、关心，给她一个好心情。

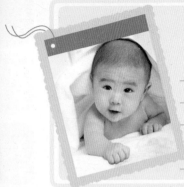

孕前检查是受孕的必选项

◎孕育一个健康的宝宝是每对备孕夫妇的心愿。夫妻双方在准备生育之前到医院进行身体检查，可以确保生育出健康的婴儿，从而实现优生。

♥ 孕前必检项目

为生个优秀健康的宝宝，怀孕前准备工作相当重要，孕前准备充分可以为以后的优生优育创造条件。建议备孕夫妇在准备怀孕前先好好做一个全面的检查，以确保是在双方身体最健康的情形下孕育下一代，也可以事先知道是否要做特殊的产前胎儿诊断。

如果备孕夫妇有固定进行体检的习惯，也可省去常规检查这一项；若是平时没有定期进行体检的习惯，那么建议孕前还是接受一下常规检查比较好。孕前检查的最佳时间一般在孕前3～6个月。

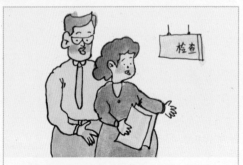

◎备孕夫妇在准备怀孕前先好好做一个全面的检查，以确保夫妻双方身体健康。

以下几项为女性孕前要重点检查的项目，其中前两项建议夫妻双方都做，以确保胎儿的健康。

❶ 优生五项检查（即TORCH检测）

TORCH检查包括弓形虫、风疹病毒、巨细胞病毒、单纯疱疹病毒H型及B₁₉微小病毒感染的检测。这些病毒在妊娠最初3个月内胎儿感染率较高，容易引起胎儿畸形、流产，妊娠晚期则会引起胎儿器官功能的改变，有的在分娩过程中还可引起胎儿出生后的感染。因此，孕前检查排除这些病毒及原虫的感染，发现感染后进行有效的治疗是非常必要的。

❷ ABO溶血检查

新生儿溶血症是因为胎儿与母体的血型不合导致的，它的主要症状是黄疸，此外还可能有贫血和肝脾肿大等表现，严重者会出现胆红素脑病，影响宝宝的智力，更严重的可能引发新生儿心力衰竭。常见的有ABO血型系统不合和Rh血型系统不合。

ABO溶血检查包括血型和抗A、抗B抗体滴度的检测。若女性有不明原因的流产史或其血型为O型，而丈夫血型为A型、B型时，应检测此项，以避免宝宝发生溶血症。

❸ 生殖系统检查

该检查可通过普通的白带常规筛查和阴道分泌物检查来检测是否患有滴虫、霉菌、支原体及衣原体感染、阴道炎症等妇科疾病，以及淋病、梅毒等性传播性疾病，若有则应彻底治疗后再计划怀孕，否则容易引起流产、早产等危险。

❹ 口腔检查

准妈妈的口腔健康直接关系着胎宝宝的口腔健康，孕前应检查牙体、牙周、牙列、口腔黏膜等处，确保没有患上口腔问题。有问题就应在怀孕前治疗好，以免用药对胎儿产生影响；若没有问题，也应注意日常口腔清洁，预防出现口腔问题。

♥ 遗传与咨询

遗传检测，对夫妇双方都很重要。因为与遗传相关的家族病史的问诊，仅代表在过去的生活环境和生活方式下，家族成员的健康状貌，是一个参考因素，而随着环境污染的加重和自身生活习惯的改变，很可能导致人类生物学表现的偏差，所以即使双方或一方没有家族遗传病史，也十分有必要做这个检测。

❶ 遗传咨询很重要

如果发现自己有以下任何一种情况，那么，在怀孕前一定要到医院去做遗传咨询，确认是否需要进行遗传检测，以免遗传因素给宝宝带来不良影响。

•夫妇年龄超过35岁。

•家族中有遗传病史。

•有精神障碍或异常发育家族史。

•你和你的配偶是非三代以上的血缘关系。

•以前生产过患遗传病的孩子。

•以前生产过有先天缺陷的孩子，或反复流产、多次胎死宫内。

•有致畸因素接触史（药物、病毒、射线、烟、酒等）。

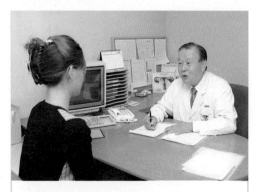

◎孕期进行遗传检测，有助于规避遗传疾病的发生，保证生出一个健康的宝宝。

② 遗传检测很重要

孕前遗传检测既便于诊断男女不孕不育症，还可以用于筛选遗传性疾病携带者，例如囊性纤维化病、镰状红细胞贫血症和地中海贫血症等可以由家族遗传下来的病症。如果发现双方都是某种疾病的携带者，就可选择是要自己生孩子，还是决定通过收养等方式要孩子。

在做完体外授精或其他辅助生殖术后，可以再做进一步的遗传检测，这种类型的检测叫做胚胎植入前遗传检测（简称PGD），用于检查植入前的胚胎，以排除胎儿患严重遗传性疾病的可能性。

此外还有一种遗传检测就是产前检查，它主要在怀孕早期通过羊膜穿刺术或者绒毛膜穿刺术检查胎儿，以排除唐氏综合征和其他严重的遗传性疾病，避免生出缺陷儿。

③ 孕前必检的遗传疾病

每一对准父母都希望能够孕育一个健康、聪明的小宝宝，因此对于一些遗传疾病也不能够大意，那么孕前必检的遗传疾病都有哪些呢？

（1）先天性多囊肾

多囊肾是一种先天性遗传疾病，多在胎儿时期就存在，随肾脏成长而增大，在此过程中，增大囊肿长期压迫周围肾组织，导致肾脏缺血缺氧，最终导致肾脏损伤，逐渐发展为肾功能不全。

（2）血友病

血友病是一组遗传性出血性疾病，它是由于血液中某些凝血因子的缺乏而导致的严重凝血功能障碍。

血友病通常是通过父母一方的遗传基因传递给下一代。比方说，男性血友病人会将血友病基因传给他所有的女儿，但不会传给他的儿子。他的女儿带有血友病基因后，当其生儿育女时，她有二分之一的机会把血友病基因传递给孩子，如果她把该基因传递给儿子，那儿子就肯定会患血友病，如果该基因传递给了女儿，那么女儿依然会是血友病基因携带者。专家认为，如果家族中有容易出现淤血或经常出血等现象者，建议最好查一查血友病基因，以免一时疏忽将该病传给下一代。

（3）唇裂

唇裂又称兔唇，并不是所有的兔唇都是由遗传病所引起的。遗传性唇腭裂的患者都发现在其直系亲属或旁系亲属中也有类似的畸形发生。父母双方的年龄越大，他们孩子患先天性兔唇的风险就越高。40岁母亲与30岁母亲相比，新生儿患兔唇的风险要高20%。另外，辐射等环境的影响也会导致新生儿兔唇，孕妈咪要多多注意。

（4）脑积水

胎儿脑积水属于多基因遗传病，主要有遗传因素和环境因素（病毒感染、药物作用）的影响，胎儿脑积水应早期诊断，早期处理，否则多会导致难产。

（5）尿道下裂

尿道下裂是男性泌尿生殖系最常见的先天畸形，发病率为1/300。有人认为此病有隐性遗传，若夫妻生有一个患尿道下裂的孩子，则其他将出生的孩子可有10%的机率发生。

不孕不育的检查和治疗

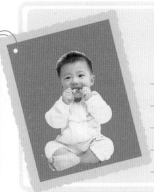

◎第一次去接受不孕检查的时候，最好是夫妻两个人一起去，因为很多情况下不孕的原因会意外地出自男方身上。女性在接受初诊的时候，最好提前半个月先每天测量基础体温，制成一个基础体温表带去，这样易于制定检查的日程表。

♥ 备孕爸爸的检查项目

男性不育症患者做不育检查是很重要的，这样可以充分排查可能引起不育的因素，并且能确定不育症是否为某些潜在的重大健康问题的征兆。

① 精液检查

精液检查是确定精子有无异常的方法。精液异常占男性不孕因素的80%～90%。通过精液检查可以知道精子数、运动性、畸形率、精液量等。如果每毫升精子中活泼的精子占50%以上，其中畸形率占50%以下的时候就是正常，如果达不到这个标准就会被诊断为精子形成障碍。

② 外生殖器检查

这是精子存在异常时接受的检查，具体要检查外生殖器的大小、睾丸有没有下到阴囊内，睾丸的大小和形状，附睾的弹性和有无浮肿、精索静脉曲张现象，以及尿道口或者尿道有没有孔等。

③ 血液中的激素检查

该检查应与睾丸组织的检查一起进行，需要检测血液内的激素含量。

④ 输精管造影术

该检查主要是检查输精管畅通状态，一般在患有无精子症时实施。先在尿道口导入细管或在阴囊切个小口后取出输精管，然后倒入造影剂后拍摄X光。

⑤ 超声成像术

这项检查用于检查前列腺、精囊和射精管是否受损或堵塞。

⑥ 精子尾部低渗肿胀试验

正常精子被放入一种特殊的糖或盐溶液中时其尾部将会膨胀，而功能不正常的精子没有这种特性。利用这种特性，它被用于检查精子健康度、活力等质量指标，分析精子能否成功进入卵子的概率。

❤ 备孕妈妈的检查项目

针对不孕不育症进行检查，可以帮助医生确认不孕不育的主要原因所在，再采取相应的治疗措施。

① 宫颈造影检查

可以检查宫颈内部的畅通状态及有无子宫内部的黏连、畸形或发育不全的现象，以及输卵管周围的粘连情况。此外，在某种程度上也可以诊断出子宫肌瘤。

② 免疫学检查

调查性交过后精子在宫颈内的活动性。活动性差或者精子不存在时，宫颈黏液的分泌量不足就会导致精子无法到达子宫。这样一来，就会被诊断为精子的数量、运动性不足和女性宫颈黏液与精子不协调的免疫性不孕。

③ 输卵管通畅检查

在子宫内倒入一定压力的二氧化碳以后，将输卵管内的气压变化用图形表示，然后以此来观察卵管的输出功能和畅通状态。

④ 子宫内膜检查

该检查主要了解子宫内膜的功能状态。子宫内膜由于受到雌激素和孕激素的影响，会经历周期性的变化。如果孕激素的量不足，子宫内膜就不能充分发育，这样一来就会影响到受精卵的着床。到卵巢周期后半期，用显微镜观察在患者子宫内膜采取的活组织样本的变化。

⑤ 腹腔镜检查

这是了解输卵管有无异常的最可靠的方法。怀疑有输卵管阻塞、卵巢周围粘连、子宫内膜炎、子宫肌瘤时使用。长期不孕或者高龄时，最好接受此检查。

⑥ 激素检查

通过测量血液或者尿液中含有的催乳素、促性腺激素、雌激素、黄体激素来测定排卵状态和排卵日的一项检查。

⑦ 阴道超声波检查

此项检查主要用于确定能否排卵。超声波的原理是声波遇到充满液体的物体就弹回，所以如果卵泡成熟增大，然后排出卵子后破裂，声像图便可以检测到。但仅仅检测到了排空的卵泡，并不能说明它释放过卵子或者一开始有卵子在里面。如果该检测结果呈阳性，黄体生成激素高峰结果也呈阳性，而且基础温度也上升的话，就可以说明正在排卵。阴道超声还可以提供子宫内膜厚度方面的信息，这也是影响着床的一个重要因素。如果医生怀疑黄体有缺陷，则关于子宫内膜厚度的信息会很重要。医生也可以通过此检查估计子宫和卵巢的位置与大小，还可检测到任何胚囊或者妊娠状况。

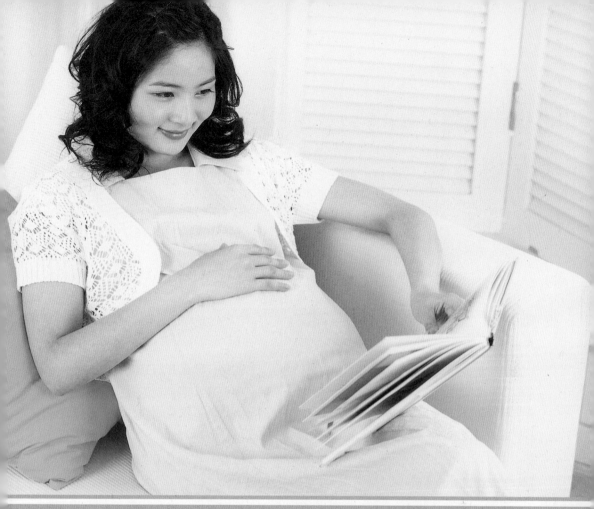

PART2

10个月孕程贴心呵护

●聪明的孕妈咪都知道，从怀孕的那天起，您的身体、心理、生活包括您的家庭都将发生重大变化，在生活、饮食、检查、运动等方面您都将会遇到一些问题，所以需要您了解相关的知识，以便让自己顺利度过一段快乐舒心的孕期生活。

孕1月，悄悄萌芽的新生命

◎孕一月，孕妈咪看起来没有什么变化，但是小小的生命已经在您的体内开始孕育，要知道，生命自孕育之初就具有感知能力，母体的健康、情绪、饮食等等都关系着胎宝宝的生长发育，所以准爸妈要多多注意，努力给胎宝宝提供一个优良的母体环境和周边环境，让宝宝得以健康成长。

❤ 孕妈妈与胎宝宝的新变化

孕一月，收获了怀孕的喜悦，准爸妈开始憧憬并等待宝宝的诞生。此时，首先要了解孕妈咪、胎宝宝的各项变化，以便全家一起为这个喜悦保驾护航。

❶ 孕妈咪的身体变化

体重：怀孕还没有对孕妈咪产生体重上的影响，与孕前相比，基本上没有变化。

子宫：子宫此时约有鸡蛋那么大，子宫壁开始变得柔软、增厚，但大小、形态还看不出有什么变化。

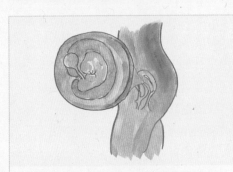

◎孕1月，大部分孕妈咪还没有出现妊娠症状，胎宝宝刚由受精卵形成为小小胚芽。

乳房：卵巢开始分泌黄体激素，乳房稍变硬，乳头颜色变深并且变得很敏感，稍微触碰就会引起痛感。这种情况有的孕妈咪也会感觉不到。

体温：排卵后基础体温稍高，持续3周以上。

妊娠反应：由于体内激素分泌失衡，比较敏感的孕妈咪开始出现恶心、呕吐症状。少部分出现类似感冒的症状，如身体疲乏无力、发热、畏寒等。

❷ 胎宝宝的发育状况

身长：0~0.2毫米

体重：约1微克

五官：眼睛、鼻子、耳朵尚未形成，但嘴巴和下巴的雏形已经可以看出来了。

四肢：身体可分为两大部分，大的部分为胎宝宝的头部，拖着长长的尾巴，像一个小蝌蚪。手脚太小，还看不清楚。

器官：脑、脊髓等神经系统，血液等循环器官的原型已经出现；从第3周末开始，出现了心脏的原基，虽然还不具有心脏的外形，但已在胎儿身体内轻轻地跳动；胎盘、脐带也开始发育。

胎动：此时的胎宝宝暂时还没有胎动的迹象。

孕妈妈需要注意的小细节

孕1月，胎宝宝刚刚在孕妈咪的肚子里安家落户，需要孕妈咪细心地呵护，为胎宝宝打下坚实的成长基础。

❶ 怀孕初期应特别小心辐射

科学家发现，未分化的、比较原始的或快速成长的细胞，对于辐射最为敏感。怀孕0～4周，胎宝宝还处于细胞分裂期，只有4～8个细胞在进行分裂，如果受到的辐射较小，可能会伤害1～2个细胞，但是细胞会重新修复，继续进行分裂；如果辐射的量太大，全部细胞就会因此死亡，胎宝宝也就有流产的危险了。

因此，孕期尤其是在怀孕初期，准妈咪要特别注意，别让自己身体大量地接受辐射。具体办法是，可以通过穿防辐射服等方法降低身体所接受的辐射量，更要远离微波炉、电热毯等辐射大的电器。

❷ 孕妈咪准备生活用品须知

妇女怀孕之后，身体将发生很多变化，许多以往的日常用品将会不再适用，所以必须在孕前或孕初期提前准备好各项生活用品，以免出现使用不方便的情况，避免后期准备用品的劳累和忙

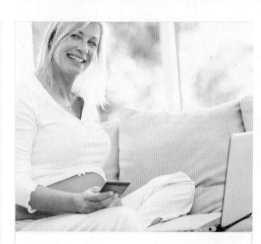

◎怀孕初期，胎宝宝对辐射特别敏感，孕妈咪应尽量远离各种辐射源，如电脑等。

乱。一般来说，内衣、外套、鞋子最好重新准备。

在为孕妈咪挑选内衣时，应选择吸湿性能好、有伸缩性的纯棉制品，而且比以往的内衣要宽大些。内衣最好勤洗勤换，而且要多准备几件。孕妈咪要经常检查身体和进行乳房保养，所以制作或购买内衣时应注意选择容易脱穿的款式。另外，孕妈咪应该制作几个用带子系的平脚内裤，孕期穿三角内裤有时会出现过紧现象，以免孕妈咪因肚子过大难以穿着。内裤和衬裤也都不要用松紧带，以免勒肚子，压迫胎儿，最好使用带子，以便根据腹围的大

小进行调节。

选择外衣时，则应选择那些宽大的，穿在身上不感到紧，并能使鼓起的肚子不太明显的服装。颜色以单调朴素为好，这样可以给人精神振奋和愉快的感觉。大红、大绿或花哨的图案会增加孕妈咪的臃肿感，使肚子显得更大，而条状花纹则能使孕妈咪相对地"苗条"一些。外衣可穿用家中老人宽大的衣服。夏天最好穿一条孕妈咪裙，既宽松又凉爽。

此外，怀孕之后，因孕妈咪的身体重心发生了变化，所以最好选择较轻便的平底布鞋。鞋底上也最好有防滑波纹，给孕妈咪以稳定、安全的感觉。而且鞋子要稍微宽松点，这样孕妈咪脚稍显浮肿时也能穿着走路。

③ 孕妈咪睡前1小时洗澡有助于睡眠

不少人习惯睡前洗澡，可以促进血液循环，放松身心，好处不少。但专家提醒，孕妈咪晚上洗澡最好早一点，特别是喜欢泡澡的人，睡前洗澡不能太晚。

有研究发现，临睡前任何使人体温度升高的活动，都可能影响你正常入睡。因为只有当你的体温降到特定温度时，你才会安然入睡。洗澡后还应立马将身体擦干，以加速身体"冷却"，使身体将在洗澡中所获得的多余热量释放出来，而且释放得越多，你进入睡眠的程度就越深。专家建议，孕妈咪最好在睡前一两个小时洗澡，或者在饭后1个半小时进行也可以。而且，水温要控制在37～39℃，这样对身体的刺激较小，能起到放松身心的作用。

④ 孕妈咪不宜大笑不止

据了解，大笑引起的情绪波动，会使人的呼吸和血液出现剧烈的反应，对于有高血压和脑血管病的患者来说，大笑可能会有危害，易诱发脑溢血等突发疾病。

即使是健康人，也要注意有些情况下不宜大笑。在进食或饮水时，大笑容易使食物进入气管，造成剧烈的咳嗽或窒息，特别是儿童。另外，在吃得很饱后大笑，还容易诱发阑尾炎或其他疾病。

孕妈咪的情绪波动对胎宝宝有着直接影响。大笑时，孕妈咪的腹腔内压会增大，血压会升高，易发生腹痛的症状，严重的会导致流产或早产。所以孕

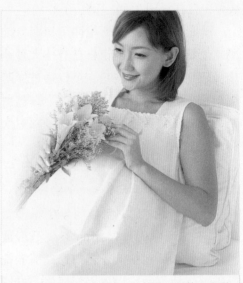

◎孕后孕妈咪要克制自己的情绪，保持心态平和，不宜大笑，以免对胎宝宝造成影响。

妈咪一定要克制自己的情绪，保持心态平和，多看一些轻松愉快的节目调节情绪，但无论是看喜剧还是悲剧，都要有个度，不宜太沉迷。

⑤ 孕妈咪不宜涂抹指甲油

指甲油的主要成分为硝化纤维、丙酮、乙酯、丁酯、苯二甲酸、色素等化学物质，它不仅通过指甲缝等直接伤害皮肤，其特殊气味还会刺激嗅觉神经，对孕妈咪的身体健康造成危害，严重的还会引起流产或胎儿畸形。因此，孕妈咪应避免使用指甲油，避免指甲油内的有害物质引起流产或胎儿畸形。对于准备怀孕的女性朋友，应提前一段时间做好怀孕准备，放弃这一不良习惯。爱美的孕妈咪，可以通过定期修剪指甲、轻揉指甲等方式做好指甲的基本养护，就可以让指甲保持健康、自然的状态。

⑥ 刚怀孕时应禁止性生活

妊娠头3个月里，胚胎正处于发育阶段，胎盘和母体子宫壁的连接还不紧密，如果进行性生活，很可能由于动作不当或精神过度兴奋使子宫受到震动，这时很容易使胎盘脱落，造成流产。

而且，孕早期过性生活还容易引起孕妈咪阴道炎症，不利于胎儿的健康发育。另外，孕早期过性生活还可能使孕妈咪腹部压力过大，增加流产的危险。这段时期，准爸妈应节制性生活，最好采取边缘性接触，通过搂抱、抚摸、亲吻的方式达到性的满足。

⑦ 家有孕妈咪别用蚊香

日常生活中常用的蚊香的主要成分是菊酯类，是国家允许使用的一种低毒高效杀虫剂，在合理的比例之内，一般不会对人体造成伤害。但是，市场上销售的一些劣质蚊香，除了含有除虫菊酯外，还含有六六六粉、雄黄粉等，这些物质对人体具有毒性，并会在人体内蓄积，对胎儿发育会造成一定的影响。

专家建议，怀孕后孕妈咪最好采用蚊帐或纱窗等传统的防蚊方法，或通过在卧室内摆放茉莉花、薄荷或玫瑰等植物来驱蚊，但对花粉、气味过敏的孕妈咪应慎用。静水和阻塞的水槽是蚊子繁殖的地方，因此及时清除室内室外积水，可有效防止蚊虫滋生。另外，低温时蚊子活动会减少，一般情况下，空调温度设定在25℃时，可减少蚊子叮咬。对于确有必要点燃蚊香的，应尽量选择在白天，灭蚊后注意通风，以减少对人们健康的影响。

⑧ 孕妈咪乘车也要系安全带

孕妈咪和平常人一样，即便是大腹便便时。很多孕妈咪担心因安全带的束缚会使子宫受压，压迫到胎儿。其实这种顾虑是多余的，反而系好安全带，可以在车辆急刹车时使孕妈咪受撞击的力量减小。

孕妈咪正确的系安全带的方法是，把安全带的下部从大腿和腹部之间穿过，使它紧贴身体。再调整坐姿，使安全带的上部穿过你肩部，置于乳房之间，使其不会从肩部滑落，也不会卡脖子。

孕妈妈的营养卫士

怀孕之后，孕妈咪对营养的需求比未孕时大大增加，除了自身需要的营养外，还要源源不断地供给腹内胎儿生长发育所需的一切营养。准爸爸要担当起营养师的重任，确保孕妈咪补充足够的营养，以下为准爸爸一一介绍孕妈咪营养注意事项。

① 孕1月主要补充叶酸

怀孕第1个月的主要营养物质就是叶酸。叶酸是人体细胞生长和分裂所必需的物质之一，它可以防止贫血、早产，更重要的是可以防止胎儿畸形。因为孕早期正是胎儿神经器官发育的关键时刻，所以所有女性怀孕后都应该补充叶酸。

孕妈咪除了口服叶酸片来保证每日所需的叶酸外，最健康的方法就是食补。常见的富含叶酸的食物有面包、面条、白米和面粉等谷类食物，以及牛肝、牛肉、羊肉、鸡肉、蛋黄等动物食品，莴苣、菠菜、龙须菜、花椰菜、油菜、小白菜等绿色蔬菜，橘子、草莓、樱桃、香蕉、柠檬、猕猴桃等新鲜水果，以及黄豆、豆制品、腰果、栗子、杏仁、松子等豆类和坚果类食品。

② 孕妈咪补充叶酸并非多多益善

医学研究表明，孕1月正是胚胎中枢神经生长发育的关键时期，也最易受到致畸因素的影响。而叶酸作为人体细胞生长和分裂必需的营养物质，可以说是孕1月重点需要补充的营养素。

不过，孕妈咪在补充叶酸时也不是多多益善的。长期过量服用叶酸，会干扰孕妈咪的锌代谢，锌元素不足，同样会影响胎儿发育。所以服用叶酸一定要在医生或保健人员的指导下使用，切忌滥用。

世界卫生组织推荐，计划怀孕的女性，从孕前1个月起，应每日服用0.4毫克叶酸增补剂，直至哺乳期结束（孩子出生后六个月）。即使是孕妈咪处于叶酸严重缺乏的情况下，其每日服用量也不宜超过1毫克。尤其在孕期，切不可滥用。

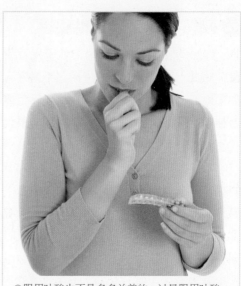

◎服用叶酸也不是多多益善的，过量服用叶酸，会干扰孕妈咪的锌代谢，会影响胎儿发育。

③ 怀孕后能喝茶吗

有些孕妈咪在怀孕前就有喝茶的习惯，那么，怀孕后继续喝茶是否会影响胎儿的发育呢？传统认为，喝茶会影响胎儿发育，导致胎儿畸形，影响孩子的智力。不过，妇产专家告诉我们，孕妈咪适当喝茶是有益的。茶叶中所含的多种成分对人体有好处，如茶多酚、芳香油、矿物质、蛋白质、维生素等营养成分。孕妈咪如果能每天喝3～5克茶，特别是淡绿茶，能够加强心肾功能，促进血液循环，帮助消化，预防妊娠水肿。另外，绿茶中含锌比较丰富，可促进胎儿生长发育。

只是，孕妈咪喝茶时一定不能过量、过浓。大部分浓茶的茶汤中含有鞣酸，会影响胎儿对铁、钙等元素的吸收，造成孕妈咪妊娠贫血和胎儿先天性缺铁性贫血。此外，孕妈咪在孕期最好不要喝红茶。因为红茶中含有2%～5%的咖啡因，会产生兴奋作用而使孕妈咪失眠，还会刺激胎儿增加胎动，甚至危害胎儿的生长发育。

④ 素食孕妈咪如何补血

研究发现，孕早期补血可增加婴儿出生时的体重。通常，孕妈咪主要通过食用鸡蛋中的蛋黄、牛肉、动物肝脏、猪血及鸡鸭血等含铁量较高的食物来补血。那么对素食孕妈咪来说，如何在避免食用荤菜的同时又保证铁的补充呢？

专家建议，素食孕妈咪宜增加豆类、全谷类、坚果类等含铁量较高的素食的摄取量，以避免贫血。其次，还要多食用血红色食物，如红枣、红豆、枸杞子等。此外，还要增加富含维生素C的蔬果，以避免贫血。

如果通过饮食不能够解决贫血症状，那么就应该在医生的指导下服用相应的药品，必要时要给予铁剂治疗，服用葡萄糖酸亚铁、硫酸亚铁、人造补血药等。同时服用维生素C或稀盐酸合剂，以促进吸收。

⑤ 孕妈咪食用酸味食物要有选择

怀孕后胎盘会分泌出一种叫做绒毛膜促性腺激素（HCG）的物质，这种物质有抑制胃酸分泌的作用，能使胃酸显著减少，消化酶活性降低，并会影响胃肠的消化吸收功能，使孕妈咪产生恶心、呕吐、食欲下降、肢软乏力等症状。由于酸味能

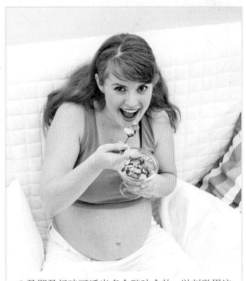

◎孕期孕妈咪可适当多食酸味食物，以刺激胃液的分泌，促进胃肠蠕动，增加食欲。

刺激胃液的分泌，提高消化酶的活性，促进胃肠蠕动，增加食欲，有利于食物的消化吸收，因此多数孕妈咪喜欢吃酸味的食物，以抑制HCG分泌所带来的消化能力减弱。

不过，孕妈咪在食用酸味的食物时也要有选择。不要吃腌制的酸菜或醋制品，因为腌菜中的致癌物质亚硝酸盐含量较高，过多食用对母体、胎儿健康无益。新鲜的西红柿、樱桃、石榴、葡萄、青苹果等蔬果，既能改善孕妈咪胃肠道不适症状，又能起到增强食欲，补充营养的作用。

❻ 孕1月健康食谱

孕1月，是胚胎形成和脑细胞发育的重要时期。为了保证孕妈妈的身体健康和胎儿生长发育的需要，要增加孕妈妈营养的供给，这样才能促进胎儿脑细胞的形成和智力发育。

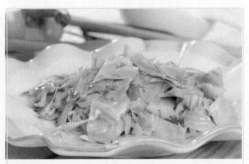

包菜炒虾米

原材料 包菜450克，虾米50克
调味料 蚝油15克，盐3克，鸡精1克
做 法 ①将包菜洗净，切片；虾米洗净。②炒锅注油烧热，放入包菜和虾米同炒至熟。③加入盐、鸡精和蚝油调味，起锅装盘。

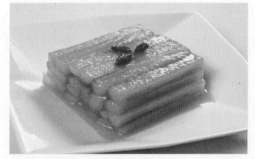

橙汁山药

原材料 山药500克，橙汁100克，枸杞8克
调味料 糖30克，淀粉25克
做 法 ①山药洗净，去皮，切条，入沸水中煮熟，捞出，沥干水分；枸杞稍泡备用。②橙汁加热，加糖，最后用水淀粉勾芡成汁。③将加工后的橙汁淋在山药上，腌渍入味，放上枸杞即可。

什锦炖鸡汤

原材料 鸡300克，火腿100克，水发香菇50克，黑豆30克，青豆20克
调味料 盐适量，味精2克，香油3克，葱5克
做 法 ①将老鸡洗净斩块汆水，火腿切片，香菇去根洗净改刀，黑豆、青豆分别洗净。②净锅上火，倒入花生油，将葱炝香，倒入水，调入精盐、味精，加入老鸡、火腿、香菇、黑豆、青豆煲至熟，淋入香油即可。

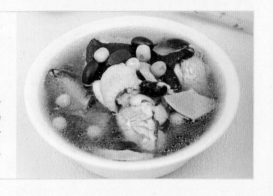

孕期检查与疾病预防

孕1月，胎宝宝只是小小的胚芽，孕妈咪的身体状况跟孕前相比也没有发生明显的变化。所以这个月的首要目的就是确认怀孕和排除宫外孕，同时做好疾病预防的工作。

❶ 确认怀孕的方法

怀孕了，肚子里的小东西会刺激孕妈咪的身体，孕妈咪的身体往往会出现各种预示症状。如：停经，它是怀孕的最先症状；胸部变敏感，你可能发现自己的胸部变大了，还可能出现刺痛感，乳晕的颜色也会加深变暗；疲乏无力，嗜睡；尿频，甚至一小时一次；味觉或嗅觉更加灵敏；口味变化，反感某些食物或特别偏好某种食物；恶心呕吐。这都是刚怀孕几天就可出现的反应。

备孕过程中，如果出现以上症状，就可能是怀孕了。这时可以先通过早孕试纸进行初步检测，为了慎重起见，最好再到医院进行详细检查，确认怀孕，排除宫外孕等情况。

❷ 如何区分怀孕和闭经

已经两个月没来月经了是不是怀孕了？不少女性一旦出现这样的情况往往第一时间头脑里会出现这样的疑问，因为多数女性都知道，怀孕后会出现一些常见的怀孕初期症状，尤其月经停止是最明显的信号。但是很多时候会判断错误，因为也不排除闭经的可能。要知

道，女性多有月经不调和其他妇科病症，如月经延迟，月经量少，常有小腹胀痛，继而停经。那么，已婚女性该如何区分怀孕和闭经呢？

如果你的月经素来正常且有规律，突然出现停经不再来潮，就要考虑是否怀孕了。孕早期除了有停经的怀孕初期症状外，还伴有恶心呕吐、厌食、懒动、嗜睡或喜食酸辣食品等早孕反应。

但闭经也不排除病症存在，女性闭经前多有月经周期不调症状或兼有其他病症；孕妈咪可根据闭经或是怀孕的不同体征，以及怀孕初期症状和早孕反应判断，是正常妊娠还是病态反应，及时知道，早做准备，及时就医。

❸ 孕妈咪孕期服减肥药会引起子女性向异常

根据英国和美国科学研究发现，孕妈咪在怀孕时服用治疗甲状腺功能衰退的甲状腺素和减肥药丸会影响其后代的性取向问题，会使他们更容易成为同性恋者。

这份研究结果显示，孕妈咪在怀孕前3个月内服用甲状腺素和减肥药丸对其女性后代的影响最大。研究结果证实，女性胎儿的性别取向更容易受到各种处方药物的影响，特别是在母亲怀孕的前3个月。研究人员表示，此类药物是通过对胎儿大脑的影响，影响其性别取向的。

❤ 给孕妈妈来点"孕"动力

安全、适度的运动对怀孕期的准妈咪十分有益。孕妈咪坚持有规律的锻炼，能使肌肉变得柔韧和强壮，帮助其更好地应付怀孕带来的种种疼痛和不适，还有助于孕妈咪安全自然地生产。

❶ 孕期运动好处多多

生命在于运动，孕妈咪一人负担两条生命，因此运动的意义格外重要。

益处一： 适当的、合理的运动能促进消化、吸收功能，有利于孕妈咪吸收充足的营养，满足肚子里的宝宝的营养需求，从而保证宝宝的健康发育。

益处二： 怀孕期间进行适当的运动，可以促进血液循环，提高血液中氧的含量，对消除孕期身体的疲劳和不适，保持孕期心情舒畅和精神平和稳定很重要。

益处三： 孕期运动能刺激宝宝的身体发育，对宝宝的大脑、感觉器官、平衡器官以及呼吸系统的发育十分有利。

益处四： 适当运动可以促进孕妈咪及宝宝的新陈代谢，不但有利于增强孕妈咪的抵抗力，还可以使宝宝的免疫力有所增强。

益处五： 运动时不仅可以让孕妈咪肌肉和骨盆关节等得到锻炼，同时孕期运动还能让孕妈咪得到顺利分娩所需要的充足体力，所以运动可以为顺利分娩创造条件。另外，运动对孕妈咪分娩后迅速恢复身材也非常有帮助。

❷ 适宜孕期的运动方式

孕1月，胚胎在子宫内扎根不牢，此时锻炼要防止流产，孕妈咪宜选择运动特点慢的运动方式。下面介绍的几种锻炼方式对孕妈咪来说通常是安全的，但孕妈咪适合做何种运动及运动量的大小，要根据个人的身体状况而定，不能一概而论。所以在决定进行某种运动方式前，最好先向医护人员咨询一下，然后再开始锻炼。

散步： 对孕妈咪来说，散步是最好的增强心血管功能的运动。散步可以让你保持健康，同时，不会扭伤膝盖和脚踝。你几乎可以在任何地方散步，除了一双合脚的鞋外，你不需要借助任何器械，而且在整个怀孕期间，散步都是很安全的。

游泳： 医疗保健人员和健身专家一致认为，游泳是孕期最好、最安全的锻炼方式。游泳可以锻炼大肌肉群（臀部和腿部肌肉），对心血管也很有好处，而且可以让身形日益庞大的孕妈咪在水中感到自己的身体不那么笨重。

低强度的有氧操： 参加有氧操课程的一个好处是：你可以在固定的时间保证有规律的锻炼。如果你参加专门为孕妈咪开设的课程，你还可以充分享受与其他孕妈咪一起交流情感的美好时光。

跳舞： 跳舞能促进身体的血液循环。你可以在自己家里舒适的客厅中跟着自己最喜欢的音乐起舞，也可以参加舞蹈班，但是，要避免跳跃或旋转等剧烈动作。

瑜伽：瑜伽可以保持你的肌肉张力，使身体更加灵活，而且你的关节承受的压力也很小。但是你可能需要在练瑜伽的同时，每周再安排几次散步或游泳，以加强对心脏的锻炼。

伸展运动：伸展运动可以使你的身体保持灵活放松，预防肌肉拉伤。你可以把伸展运动和增强心血管功能的运动结合起来，使自己的身体得到全面的锻炼。

重量训练：如果重量训练是你常规锻炼的一部分，那么怀孕后没必要停止，但多数孕妈咪应该减轻训练的负重量，你可以通过增加重复次数来保证足够的运动量。只要采取了必要的保护措施和合理的技巧（慢速、有控制的动作），重量训练是加强、锻炼肌肉的好方法。但这种训练方法最好征得你的保健医生的同意，并在

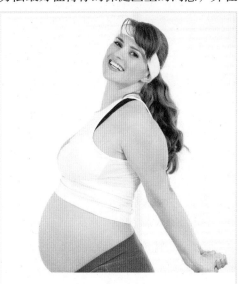

◎孕期坚持进行有氧操、瑜伽等运动练习，可增强孕妈咪的体质，确保孕期的顺利进行。

专业教练的指导下进行。

③ 孕妈咪运动注意事项

孕妈咪进行运动前，一定先认真了解孕期运动安全指南及孕期锻炼的注意事项，然后再行动，以免伤害到自己和胎宝宝。

室内运动场所应保持空气流通，不要在非常炎热和潮湿的环境中运动。

进行运动时应选择硬板床或者是地板。

运动前应先排空膀胱，应避免在饭前或饭后1小时内做运动。

运动方法及步骤应正确，同时注意运动时的安全。

运动宜缓慢，慢慢开始，缓和地进行，最后缓慢而平静地结束。

运动次数应由少渐多，动作则是由简而繁。

应注意自身的呼吸、心跳和血流的稳定，避免极度牵拉的、跳跃的、具有过高冲击力、过于急促的运动。

确保运动前、运动中和运动后喝大量的水。

如果感到不舒服、气短和劳累，要休息一下，感觉好转后再继续运动。

在怀孕后期因为胎儿变得越来越大，应谨防重心不稳而摔跤。

孕早期不要做背部的锻炼。这样做会使给胎儿供血的血管承受过大的压力，影响对胎儿的供血。

如果孕妈咪本身有心脏病、气喘病史，或者有破水早产、子宫颈闭锁不全、阴道出血、妊娠高血压以及前置胎盘等症状或现象，则应立刻停止运动。

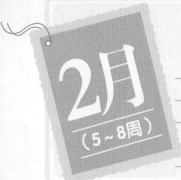

孕2月，小胚芽长出来了

◎孕2月，胎儿正在迅速地成长，孕妈咪的妊娠反应开始明显起来。在这一一月里，准爸妈要在思想感情上确立母儿同安的观念，应该详细了解胎宝宝养护、孕妈咪保健、胎教等方面的知识，以便很好地在精神与饮食营养上养护孕妈咪和胎宝宝。

❤ 孕妈妈与胎宝宝的新变化

孕2月，孕妈咪开始出现早孕反应，准爸爸的责任重大，要细心呵护孕妈咪。

❶ 孕妈咪的身体变化

子宫此时约鹅蛋那么大

体重：孕妈咪体重没有明显增长，有些孕妈咪因为早孕反应体重反而有所下降。

子宫：子宫壁开始增厚，变得柔软，但大小、形态还看不出有什么变化。

乳房：在雌激素和孕激素的共同刺激下，孕妈咪的乳房逐渐长大，乳头和乳晕

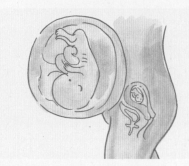

◎孕2月，大部分孕妈咪开始出现早孕反应。

部颜色加深，乳头周围有深褐色结节等现象。另外，乳房有时会有刺痛或者抽动的感觉。

体温：基础体温仍然会稍微偏高，没有下降。

妊娠反应：大部分孕妈咪会头晕、乏力、嗜睡、流涎、恶心、呕吐、喜欢酸性食物、厌油腻。早孕反应由轻到重，一般持续两个月左右。

❷ 胎宝宝的发育状况

这时胎宝宝的生长发育已由分化前期（受精到形成胚卵）进入分化期（器官形成期），这个月是胚胎器官高度分化和形成期。

身长：1~3厘米

体重：1~4克

四肢：骨骼处于软体状态。5周时手、脚和尾巴处于萌芽状态。7周时，头、身体、手脚开始能分辨，尾巴逐渐缩短。8周末，用肉眼也可分辨出头、身体

和手足。

器官：眼睛、嘴巴、耳朵开始出现轮廓。鼻部膨起，外耳开始有小皱纹，人脸的模样基本形成。脑、脊髓、心脏、胃肠、肝脏初具规模，内外生殖器的原型基本能辨认，但从外表上还分辨不出性别。

胎盘：子宫内膜绒毛大量增加，逐渐形成胎盘。

脐带：脐带开始形成，孕妈咪与胎儿的联系进一步得到加强。

2月孕妈妈需要注意的小细节

进入孕2月，这时正是胚胎发育最关键的时刻，胚胎对致畸因素特别敏感，容易流产。因此孕妈咪在生活上要慎之再慎，绝不可滥用化学药品，或接触对胎儿有不良影响的事物。

① 孕吐是胎儿的自卫反应

怀孕后，在激素的影响下，女性体内的胎盘会分泌大量人绒毛膜促性腺激素，这会大大降低消化酶的活性，使孕妈咪出现晨吐等症状，不过，这种症状持续一段时间后会自然消失。

孕吐是人类保护腹中胎儿的一种本能。俗话说，人吃五谷杂粮生百病，即是说，人们日常生活所吃的各种食物，都含有对人体有轻微损害的毒素，但通常不会对健康构成致命威胁。可对于孕妈咪就不同，她腹中弱小的生命不能容忍母体对这些毒素的无动于衷。因为这些毒素一旦进入胚胎，就会影响胎儿的正常生长发育，为了让孕妈咪提高警惕，胎儿就分泌大量激素，增强孕妈咪孕期嗅觉功能和呕吐中枢的敏感性，以便最大限度地将毒素拒之门外，确保自己的生长发育。

因此，早孕反应实际上是胎儿在向妈妈传递自己存在的信息，提醒妈妈要保护好自己。孕早期妊娠反应越严重，呕吐越厉害的孕妈咪，流产的可能性就越小。

② 戴穴位腕带可缓解孕吐

大约有四分之三的孕妈咪都会在怀孕

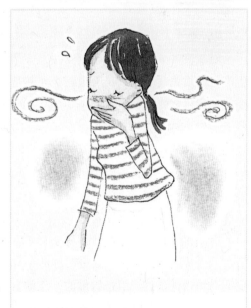

◎孕2月孕妈咪孕吐严重者，可通过穴位腕带促使内啡肽释放，减轻妊娠恶心等症状。

的某个阶段出现孕吐症状，而孕2月是最容易发生孕吐的阶段。完全避免孕吐症状的出现是很困难的，如果你不能通过饮食调理等方式来控制恶心和呕吐的严重程度，可以尝试一下戴穴位腕带来控制这种反应。

穴位腕带是一种柔软的棉质腕带，它最初是为预防人们晕船而设计的，但也能防止孕吐。孕妈咪佩戴时，应先将腕带在手腕上系紧，腕带上的塑料"扣"正好轻轻地压在手腕内侧的内关穴（即在手掌面，向肩部方向的腕部绕手的横纹两寸处）上，这样会对大脑里的呕吐中枢起到抑制作用。你也可以先向医生咨询佩戴新型的电子腕带，这种腕带看起来像手表，是利用微弱的电流刺激相应的穴位，促使内啡肽释放，以达到控制孕妈咪呕吐的目的，相对更安全。

❸ 职场孕妈咪要掌握好主动权

现在很多孕妈咪都是职业女性，怀孕生产也就成为众多孕妈咪的难题。尤其是在就业和复职的问题上，很多孕妈咪都遇到了不公平的待遇。

为了保护好孕妈咪应享有的权利，我们总结了以下经验，希望孕妈咪能合理地处理好怀孕与工作、老板、同事的关系，以保证自己获得最大的利益。

告知：怀孕后，你的老板或上司更多考虑的是你的工作任务怎么办。因此，你要适时地把怀孕这个消息告诉他，让他有很长时间来消化和解决工作的分配和调整问题。

了解：打算要孩子的女员工应该主动向单位的人事部门了解自己的产假期限，工资是否会有变动，还有相关报销制度和福利等，做到心中有数。

关系：和同事形成好的人际关系会使你的孕期更加顺利。这样，那些复印、抱重物之类的事就会有人热情地代劳，你去产检的时候会有人帮你接电话，爱抽烟的同事也会尽量避开你。

❹ 孕妈咪做家务须知

我们都知道怀孕后女性要避免从事繁重的体力劳动，但适当的活动是必不可少的，比如做些力所能及的家务，只要不感觉累就行。但毕竟怀孕后身体和平常有所不同，所以在做家务时要注意几个要点：

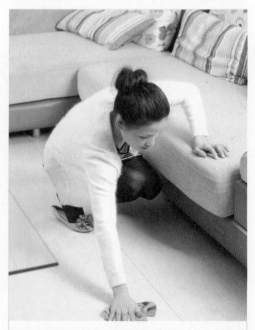

◎因为洗衣服、擦地板等家务活动会令腹部受压，所以孕妈咪应尽量避免做太长时间。

早孕反应严重的孕妈咪，最好就不要做饭炒菜了，以免厨房的油烟等气味刺激而加重不适。

在冬、春季，洗衣服、洗碗不要用冷水，以免染上寒气。

不要登高和弯腰取物，不要搬抬重物。

洗衣服、擦地板等会令腹部受压，最好不要做太长时间，因为腹部过度受压，会压迫子宫，有可能损害胎儿或引起早产。

避免久站，做家务一段时间后休息一会儿，不可太劳累。

⑤ 从妊娠初期开始积极预防妊娠纹

怀孕后，甜蜜的孕期让女性充分体会到将为人母的激动心情，但随着孕程的发展和激素的影响，大部分的孕妈咪都会出现妊娠纹（即受孕期内分泌的改变，皮内弹力减弱、脆性增加，导致乳房、腹部及大腿上部皮肤伸展变薄，弹力纤维断裂，透出皮下血管的颜色而形成妊娠纹）。

虽然孕初期还不会出现妊娠纹这一现象，但孕妈咪也应提前做好预防工作，以免孕后期随着腹部的膨大，使皮肤的弹力纤维与胶原纤维因外力牵拉而受到不同程度的损伤或断裂，出现妊娠纹。

妊娠纹易防难治，越早预防越好。从怀孕初期开始，孕妈咪就应该选择一些适合自身体质的乳液、橄榄油或按摩霜产品，在身体较易出现妊娠纹的部位，如腹部、臀部、大腿内侧等部位勤加按摩，以促进血流的顺畅，增加皮肤和肌肉的弹性，积极预防妊娠纹。

按摩的方法是每日取适量橄榄油或其他润肤产品均匀涂抹于上述部位，轻轻按摩几分钟至吸收。按摩的时间最好选在洗完澡后，这是全身血液循环的最佳时机，而且早晚各按摩一次效果更佳，每次按摩时间在10~15分钟。

此外，即使有部分妊娠纹已经形成，只要勤于按摩也可以使细纹不再增加，妊娠纹范围不再扩大。

⑥ 孕妈咪如何调控情绪

怀孕后，受孕酮和雌激素等调节生殖期雌性激素的影响，孕妈咪的情绪也可能变得多变。

孕期情绪波动最容易发生在孕期的最初12周。如果你也是怀孕早期心情不好，那么不必担忧，你并不孤单，很多孕妈咪都跟你一样。等你理清了思路，并适应了激素水平的变化后，情绪波动的情况就会逐渐减少了。

孕期母亲的心情可以影响胎儿的健康和性格，严重的情绪变化还会导致胎儿流产。因此，为了宝宝的健康和快乐，孕妈妈也应学会控制和平抚自己的情绪。从怀孕开始，孕妈咪就应多看一些有关怀孕与分娩方面的书，了解身体的变化情况，减轻焦虑与担心，怀孕后自然就能很好地调控情绪。

如果你正处在情绪波动的状态中，则应及时提醒自己采取转移烦恼、宣泄积郁、积极社交等方式，保持一种平和恬静的心态。

孕2月是胎儿器官形成的关键时期，倘若营养供给不足，很容易发生流产、死胎和胎儿畸形等情况。因此，准爸爸要做好孕妈咪的饮食调养工作，以便很好地在饮食营养上保护胎儿。

❶ 孕妈咪每天吃把枣可增强抵抗力

红枣属于补血的药物和食物，对于孕妈咪大有益处。因为红枣含有丰富的维生素C，可增强母体的抵抗力，还可促进孕妈咪对铁质的吸收。红枣中还含有十分丰富的叶酸，而叶酸参与血细胞的生成，可促进胎儿神经系统的发育；此外，红枣中维生素P的含量在百果中名列前茅，患孕期高血压、抵抗力低时吃枣对孕妈咪均有益。因此，专家建议让孕妈咪每天饭后吃上一把枣（大概5～10颗），这样既能补充营养又不至于损伤到肠胃。

不过，红枣营养价值虽高，但也不能让孕妈咪们吃得太多。这是因为枣皮中富含不易消化的粗纤维，过量食用会损伤孕妈咪的消化功能，造成胀气、便秘等症状。如果本身已有腹胀现象的孕妈咪就更不能多吃了。湿热重、舌苔黄的孕妈咪也不宜多吃，因为红枣味甜，多吃容易生痰生湿，水湿积于体内，由妊娠引起的水肿的情况就会更严重。

❷ 缓解孕吐的几款果汁

孕吐发生在怀孕期间，尤其是孕期前三个月时，让妈妈们饱受折磨。下面为你搜集了一些美味又有效的治孕吐的果汁饮料，希望能帮助准妈妈们战胜孕吐。

（1）苹果柠檬汁

材料：苹果、柠檬。比例：10∶1

功效：柠檬有健脾消食之效，有益于孕妈安胎助孕，故柠檬有"宜母子"之称。苹果甜酸爽口，可增进食欲，促进消化，可以缓解孕吐，补充碱性物质及钾和维生素，同时可以有效地防止孕期水肿。苹果富含纤维素、有机酸，易促进肠胃蠕动，防治便秘。

（2）火龙果雪梨汁

材料：火龙果、雪梨。比例：1∶12

功效：火龙果对咳嗽、气喘有独特疗效，火龙果有促进肠蠕动、消肠、通便三功效，含有丰富的维生素C和膳食纤维；雪梨除烦解渴、清肺润燥，它的营养价值与苹果差不多。据分析，其果肉里的含糖量达到9.3%，含酸量只有0.16%。

（3）柚子香橙蜜汁

材料：柚子、香橙、蜂蜜或冰糖水。比例：1∶20∶1

功效：柚子中含有丰富的新陈皮，能止咳、解痰、抗病菌，还有除肠胃中恶气、治疗孕妈食欲不振的功效；橙子中含有丰富的果胶、蛋白质、钙、磷、铁及维生素B₁、维生素C等多种营养成分，尤其是维生素C的含量最高。橙子有生津止渴、而消食开胃的功效，适合孕早期孕妈咪食用，而柚子含有能降糖的类胰岛素，能有效预防孕期高血糖。

（4）西红柿木瓜蜜汁

材料：西红柿、木瓜、蜂蜜或冰糖水。比例：5∶8∶1

功效：西红柿富含维生素C、胡萝卜素、蛋白质、微量元素等，酸甜可口，有美容健身之效。吃西红柿可以使皮肤色素沉着减退或者消失，还可用于治疗蝴蝶斑等皮肤疾患；木瓜能理脾和胃，治疗消化不良、吐泻等疾病。

此款果汁富含大量的维生素A元，在人体内转化为维生素A，可有效地防止孕期钙的流失。同时含有的酶类，可以促进孕妈妊娠期的代谢平衡。

（5）菠萝芹菜蜜汁

材料：菠萝、芹菜、蜂蜜或冰糖水。比例：5∶1∶1

功效：芹菜营养丰富，具有健脾养胃、润肺止咳之效；菠萝香味宜人，味甜鲜美。

此款果汁富含丰盛的维生素及铁、钙、蛋白质和粗纤维，可帮助消化、健脾解渴、消肿去湿。这款果汁中的芹菜含有挥发性芳香油，因而具有特殊的香味，能增进孕妈咪的食欲。

（6）大杂烩果汁

材料：苹果、香梨、香橙、猕猴桃。比例：3∶2∶2∶6

功效：猕猴桃果实鲜美，风味独特，酸甜适口，营养丰富，有滋补强身、清热

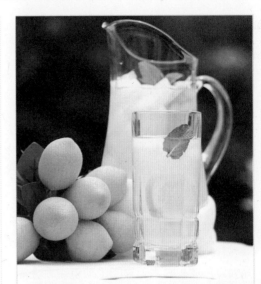

◎孕吐发生在孕期前三个月，果汁富含维生素，能够治孕吐，还能补充营养。

利水、生津润燥之功效。

此款果汁含有良好的可溶性膳食纤维，它可有效减低胆固醇，保护心脏健康，快速清除并预防体内堆积的有害代谢物。

③ 要让孕妈咪多吃瘦肉少吃肥肉

要让孕妈咪多吃瘦肉少吃肥肉。这是因为现在市场上售卖的肉大多是用饲料等饲养而成的家畜、家禽的肉，而饲料中往往含有一些对孕妈咪和胎儿有害的化学物质，而生畜、家禽摄取的这些化学物质最容易集中在动物脂肪中。所以在让孕妈咪食用肉类菜时，应该去掉脂肪和皮，以减少其对化学物质的摄入。

而且，肥肉为含高能量和高脂肪的食物，摄入过多往往引起肥胖。怀孕后，孕妈咪由于活动量减少，如果一下摄取过多的热量，很容易造成体重在短时间内陡增。孕妈咪过胖是很容易引起妊娠毒血症

的，因此孕妈咪应少吃高热量、低营养的肥肉。

④ 孕妈咪宜小口喝水补充水分

相对于怀孕前，孕后母体新陈代谢速度加快，水分流失也相应更多，喝水进行"内补"就非常重要。但有些人属于"渴喝"一组，也就是等到口渴才想到去喝水，其实这并不健康。当人体内水分失去平衡，细胞已经脱水，中枢神经才会发出要求补水的信号——也就是"渴"，所以等到口渴才去喝水无异于土地龟裂才去灌溉，是不利于身体健康的。

其次，尽管喝水对预防脱水非常重要，但喝水时不宜大口"牛"饮，喝水时多次小口喝是最养人的。这是因为如果孕妈咪经常一口气猛喝水，把胃涨满，你的胃里就盛不下其他防吐食物了。如果你孕吐得很频繁，可以尝试含有葡萄糖、盐、钾的运动饮料，这能够帮助你补充流失的电解质。

此外，除了充足补水外，还应当注意补充水分的方法。专家建议，果汁等饮料并不能代替水，因其含有较多糖分，过量饮用还会对皮肤不利。此外，早晨喝一杯温水，可以迅速补充一晚上丢失的体液。

⑤ 孕2月健康食谱

孕2月，大部分孕妈咪会出现孕吐的现象，吃不下东西，为了让母体与胎儿都能得到均衡的营养，准爸爸可多准备一些酸爽开胃的菜，增强孕妈妈的食欲。

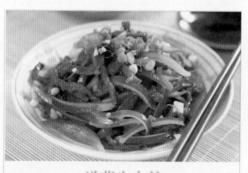

洋葱牛肉丝

原材料 洋葱150克，牛肉150克

调味料 姜丝3克，蒜片5克，料酒8克，盐、味精各适量

做 法 ①牛肉洗净去筋切丝，洋葱洗净切丝。②将牛肉丝用料酒、盐腌渍。③锅上火，加油烧热，放入牛肉丝快火煸炒，再放入蒜片、姜丝，待牛肉炒出香味后加入剩余调料，放入洋葱丝略炒即可。

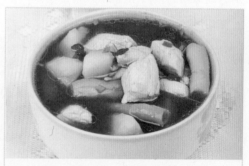

土豆芸豆煲鸡块

原材料 鸡腿肉250克，土豆75克，绿芸豆50克

调味料 精盐5克，酱油少许

做 法 ①将鸡腿肉洗净斩块汆水，土豆去皮洗净切块，绿芸豆择洗净切段备用。②净锅上火倒入水，下入鸡块、土豆、绿芸豆，调入酱油、精盐，煲至成熟即可。

孕期检查与疾病预防

孕2月是最容易引起流产的时期，孕妈咪要特别注意加强妊娠2个月时的保健，做好孕期检查和疾病预防的工作。

① 进行妇科检查确认怀孕

虽然妊娠试纸在一定程度上能够帮助你判断是否怀孕，但即使是阳性结果，也应该去医院请医生做一下检查，明确是否怀孕。因为受精卵若是在子宫以外的部位（最常见的是输卵管）着床，就会形成宫外孕。由于管壁较薄，在怀孕后6～8周受精卵长到一定大时，容易穿透比子宫内膜薄得多的输卵管壁，使之发生破裂，造成孕妈咪急性腹腔内大出血。宫外孕不仅发病非常急，而且病情十分严重，如果不及时处理就会马上危及母体生命。

进行这项检查时，如果医生触摸观察到子宫出现增大、变得柔软，宫颈着色发蓝，阴道黏膜充血且着色加深，这就能充分证明你已经成功怀孕，且没有宫外孕等疾病的发生。

② 什么时候需要安胎

孕妈咪在怀孕早期如果发现有阴道少量出血，时有时无，血色鲜红或者淡红，伴有轻微的下腹痛、腰酸下坠感等现象时须警惕先兆流产。引起先兆流产的原因很多，如孕妈咪情绪过于紧张或者激动，或孕妈咪患有慢性消耗性疾病或者急性传染病，或孕妈咪曾过分暴露在放射线下，接触过化学毒物等外界不良因素均会损害胚胎，致使胚胎发育异常。

其中，胚胎发育异常是早期流产的常见原因。据统计，在妊娠12周内的自然流产中，50%～70%是胚胎发育异常造成的。这种流产所"流出"的病态胚胎很难成活，即使少数能够发育成为成熟胎儿至正常分娩，也将是畸形儿、低能儿或者有其他遗传病的病宝宝。此时的流产，固然对孕妈咪身体有损害，但在某种意义上是去劣存优的优生规则在起作用，不可一味要求保胎安胎。

因此，只有在确认没有明显的诱因，仅仅是由于孕妈咪过度疲劳、体力劳动过重、腹部受外伤或做手术等引起的先兆流

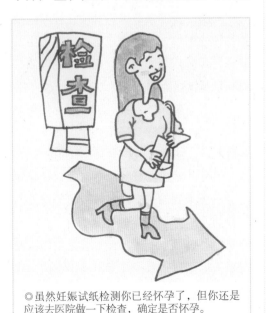

◎虽然妊娠试纸检测你已经怀孕了，但你还是应该去医院做一下检查，确定是否怀孕。

产，在适当卧床休息后，经专科医生检查子宫大小和停经月份一致，超声波检查胎儿发育情况良好，胎心搏动正常，方可考虑综合性地安胎治疗。

❸ 别把早孕反应错当"感冒"

孕2月，由于怀孕带来的激素变化，一些孕妈咪会出现怕冷、疲乏、嗜睡、食欲不振、恶心呕吐、头晕、低热等疑似"感冒"的症状。首次怀孕的人往往会错把这些症状当成"感冒"，但一检查，大部分都属于早孕的正常反应。

虽然早孕症状与感冒症状有相似处，但并不难辨别。首先，怀孕后第一症状是停经，而感冒通常都不会影响月经的来潮。其次，早孕症状与感冒还可以通过测定体温来区别。怀孕后身体温度会有所升高，一般基础体温保持在36.1～36.4℃，排卵期体温会升高0.5℃。只有当体温达到37.5℃以上时，才说明可能是感冒引起发烧了。而感冒除了发热症状外，还会出现

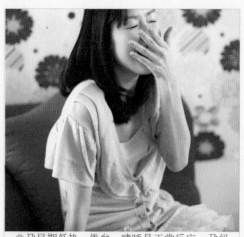
◎孕早期低热、倦怠、嗜睡是正常反应，孕妈咪不要过于担心，不要急于服药治疗。

流鼻涕、关节疼痛等病毒感染的症状。而早孕一般不会出现这样的症状。

孕早期低热、倦怠、嗜睡是正常反应，如果已经误吃感冒药孕妈咪也不要过于担心，不要想着放弃宝宝。因为和感冒药相比，感冒病毒本身对宝宝的影响更大，误吃感冒药反而无需太担心。

❹ 春季首要预防呼吸道疾病

孕初期，孕妈咪和胎儿最易受到病毒的不良影响。而春季是各种病菌容易传播的时机，最易引发呼吸道疾病，孕妈咪应注意适当防护。

首先，孕妈咪要注意室内的通风状况。室内空气不流通时，其污染程度比室外严重数十倍，极易引发呼吸道疾病。还要及时打扫房间卫生，清理卫生死角，不给病菌以滋生之地。此外，孕妈咪最好每周更换一次卧具。

其次，要加强锻炼。女性在怀孕前要加强体能锻炼，孕后也应坚持进行适当的锻炼，保持乐观的情绪，避免过度劳累，提高自身抗病能力。

再次，要加强自我保护意识。如果孕妈咪计划在冬末春初怀孕，建议提前注射流感疫苗，注射疫苗2～3个月后再受孕。

此外，养成良好的卫生习惯，也是预防春季传染病的关键。呼吸道传染病患者的鼻涕、痰液等呼吸道分泌物中含有大量的病原体，可以通过手接触分泌物传染给健康人。因此，要多注意手的卫生。一定要养成饭前便后、打喷嚏、咳嗽以及外出归来后按规定程序洗手的好习惯，在外不

能即时洗手时，可以用消毒湿纸巾进行双手消毒。

❤ 孕妈咪的阳光"孕"动

孕2月是流产最易发生的时期，无论是在进行简单的家务活动，还是进行孕妈咪瑜伽等练习，孕妈咪都宜小心缓慢地进行。

❶ 调整运动方式

为了让腹中胎儿安全成长，不少孕妈咪会整个孕期不上班，或经常请假休息，家务活也不干，其实这种做法是不科学的，对孕妈咪和胎儿均无益处。而孕吐的出现，就是提示孕妈咪要对不合理的运动方式进行调整。

在妊娠早期，孕妈咪可参加一些消耗能量低的活动，如室外散步、慢跑、跳交谊舞、听音乐、做孕妈咪保健操等等，这些运动均有减轻早孕反应的作用。

妊娠期间孕妈咪在参加运动时，除应掌握上述原则外，还应注意选择好运动的地点和时间。如条件许可，尽可能到花草茂盛、绿树成荫的地方，因为空气清新、氧含量高、尘土和噪音少的环境对母子的身心健康大有裨益。

一般情况下，下午4~7点之间空气污染相对严重，孕妈咪要注意避开这段时间锻炼和外出。

❷ 孕早期做一般工作和做家务的必要性

整日卧床休息，由于活动量减少，使孕妈咪的胃肠蠕动减弱，消化机能降低，从而出现食欲减退，营养不良或便秘等现象。此外，孕妈咪因整日无事可做，会特别关注自身，因此无形中会感觉到多处不适，会加重妊娠反应，并易出现精神不振、乏力、头痛、情绪急躁等不良现象。此外，通过临床观察得知，妊娠期活动较少的产妇因分娩无力易出现难产。

总之，即使在孕早期孕妈咪也不宜长期卧床休息。身体健康的孕妈咪可尝试一些轻缓的健身活动，身体状态不是特别好的孕妈咪也应坚持一般日常工作及家务劳动。不过，孕早期所有的孕妈咪都不宜进行负荷过大的劳动或剧烈运动，工作或劳动后以不感到过度疲劳、紧张为宜。晚期妊娠时可适当减少工作量，接近分娩时可提前两周休息。但如身体素质较好，无妊娠期并发症者，也可坚持工作到临近分娩，这样对胎儿发育和分娩均更为有利。

当然，孕妈咪在生理上有其特殊性，因此在进行家务活动时，一点要注意保持身体平衡，动作不要过猛，避免摔跤。活动中应量力而行，搬重物等活动就应交给准爸爸来做，以免过度疲劳。如果在进行家务中，突然发生腹痛等异常症状，应迅速就诊。

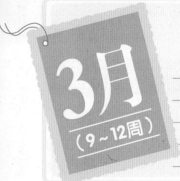

3月 (9~12周)

孕3月, 安胎保卫战

◎孕3月, 大部分孕妈咪已经停止孕吐, 可是刚刚形成的胚胎对于外界的很多因素和刺激异常还很敏感, 连接胎儿和母体的胎盘也还不稳定, 因此孕妈咪不要因为已经适应目前的身体状况, 而忽视了自己身体的变化和生活中的一些小细节, 以免不小心引发流产。

♥ 孕妈妈与胎宝宝的新变化

孕3月是孕早期的最后一个月, 本月孕妈咪和胎宝宝变化巨大, 下面我们一起来了解一下。

① 孕妈咪的身体变化

子宫约有妈妈的拳头大

体重: 孕妈咪开始食欲增加, 下降的体重逐渐回升。

子宫: 下腹部还未明显隆起, 子宫在3个孕月末时, 已如母体拳头大小。

乳房: 乳房胀痛, 开始进一步长大, 乳晕和乳头色素沉着更明显, 颜色变黑。

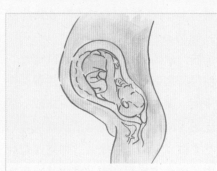

◎孕3月是孕早期的最后一个月, 本月孕妈咪和胎宝宝变化巨大, 孕妈咪要多多注意身体。

妊娠反应: 孕3月的前2周, 是妊娠反应最重的阶段, 之后随着孕周的增加反而开始减轻, 不久将自然消失。

② 胎宝宝的发育状况

孕早期在本月就要结束了, 3个月来胎儿发生了巨大的变化。仅仅八十多天的时间, 胎儿就初具人形了。

胎长: 3~10厘米

胎重: 4~40克

四肢: 整个身体中头显得格外大; 尾巴完全消失; 眼睛及手指、脚趾清晰可辨。四肢在羊水中已能自由活动, 左右腿还可交替做屈伸动作, 双手能伸向脸部。

器官: 面颊、下颌、眼睑及耳廓已发育成形, 颜面更像人脸。肋骨、皮下血管、心脏、肝脏、胃肠更加发达; 自身形成了血液循环, 已有输尿管, 胎宝宝可排出一点点尿; 骨骼和关节尚在发育中。外生殖器分化完毕, 可辨认出胎宝宝的性别。

胎动：这时胎宝宝活动并不强烈，孕妈咪暂时还不能感觉到胎动。

3月孕妈妈需要注意的小细节

孕3月是一个非常特殊的时期。因为，刚刚形成的胚胎对于外界的很多因素和刺激异常敏感，所以，孕妈咪一定要在生活中遵守"纪律"，倍加呵护自己。

① 孕妈咪如何控制体重

不少妈妈怀孕后，随着肚子越来越大，身体其余部位似乎也跟着发胖了。这让一些妈妈纠结不已，毕竟在这个以瘦为美的审美观风行的年代，产后恢复苗条的身材也是爱美孕妈咪梦寐以求的，但是体重增长太多无疑会增加恢复的难度。

胖了固然不好，但是瘦了也有风险。如果孕妈咪怀孕以后，发现整个孕期下来反而变瘦了，或者是体重增长得很少，这就让人不免担心起她肚里的宝宝来：胎儿的营养能跟上吗？要知道，孕妈咪如果缺乏某些重要的营养物质，宝宝就有可能出现非常严重的出生缺陷。

要想知道你的体重是否正常，你可以计算出你的体重指数。体重指数（BMI）反映的是你身高和体重之间的关系。根据孕妈咪们孕前体重指数即BMI=体重（千克）÷身高的平方（厘米^2）来计算孕期体重的增加量。BMI<19.8的孕妈咪们，孕期总增重量应为12.5~18.0千克。怀孕期间体重过重者最好减少饭、面等淀粉类和甜食的摄取量。

② 职业孕妈咪要学会减压

怀孕后，因为对住房、收入、照料婴儿等问题的担心，很多孕妈咪心理上会出现高度紧张的情况。这些不良心态致使孕妈咪情绪不稳定，依赖性强，甚至会表现出神经质，对孕母、对胎儿都十分不利。而且怀孕时如果压力过大，孕妈咪体内会大量释放出一种激素，导致自发性流产。

出现这种问题时，孕妈咪自己其实就是最好的心理医生，只要采取积极的心理暗示，很多心理问题就能迎刃而解。同时，孕妈咪还可以通过对生活的调整来缓解压力。如，安排自己的日程，让自己有时间去做放松的事情。锻炼、沉思、按摩疗法、深呼吸锻炼甚至看书等都可以让自己放松。另外，要控制自己的工作时间，孕妈咪每日工作时间不应超过8小时，并应避免上夜班。工作中感到疲劳时，在条件允许的情况下，可稍稍休息10分钟左右，也可到室外、阳台或楼顶呼吸新鲜空气。长时间保持一种工作姿势的孕妈咪，中间可不时变动一下姿势，如伸伸胳膊、动动脚，以解除疲劳。

③ 孕妈咪不宜在厨房里久留

有关研究表明，粉尘、有毒气体密度最大的地方，不是在工厂、街道，而是生活中天天都离不开的厨房里。因为煤气或

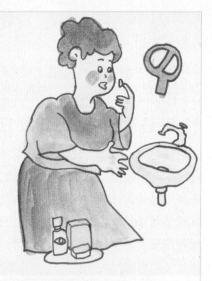

◎孕早期孕妈咪眼角膜的含水量会变得比常人高，不再适合戴隐形眼镜。

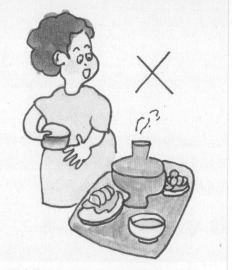

◎厨房中二氧化碳、二氧化硫等有害气体浓度很高，孕妈咪最好少入厨房。

液化气的成分均很复杂，燃烧后在空气中会产生多种对人体极为有害的气体，尤其是对孕妈咪的危害更是犹如"雪上加霜"。因为，其中放出的二氧化碳、二氧化硫、二氧化氮、一氧化碳等有害气体，要比室外空气中的浓度高出好多倍，加之煎炒食物时产生的油烟，使得厨房被污染得更加严重。

更为有害的是，在同时释放的粉尘和煤烟中，均含有强烈的致癌物——苯并芘。如果厨房通风不良，会使这些有害气体的浓度升高，如二氧化碳的浓度超过国家标准的5倍，氢氧化物的浓度超过14倍，尤其是苯并芘的浓度，更是大大高于国家标准。孕妈咪若把这些大量的有害气体吸入体内，通过呼吸道便进入到血液之中，然后通过胎盘屏障进入到胎宝宝的组织和器官内，致使胎宝宝的正常生长发育受到干扰和影响。

因此，孕妈咪最好少入厨房，如果需要去，一定要尽量减少停留时间。另外，可在厨房中安置排油烟机或排风扇，让厨房保持良好的通风，也可适当地多使用电炊具。

孕妈妈的营养卫士

怀孕的妻子一个人要负担两个人的营养及生活，因此非常劳累。如果营养不足或食欲不佳，不仅使妻子体力不支，而且严重地影响胎儿的智力发育。所以丈夫要关心妻子孕期的营养问题，尽心尽力当好妻子和胎儿的"后勤部长"。

❶ 孕3月主要需要补充镁和维生素A

孕3月，孕妈咪通过饮食提高免疫力主要需从食物中补充镁和维生素A。因为镁不仅对胎儿肌肉的健康发育起至关重要的作用，而且也有助于骨骼的正常发育。近期研究表明，怀孕头三个月摄取的镁的数量关系到新生儿身高、体重和头围大小的发育。在色拉油、绿叶蔬菜、坚果、大豆、南瓜、甜瓜、香蕉、草莓、葵花子和全麦食品中都很容易找到镁。另外，镁对孕妈咪的子宫肌肉恢复也很有好处。镁的摄入还可预防妊娠抽搐、早产等并发症。

胎儿发育的整个过程都需要维生素A，它尤其能保证胎儿皮肤、胃肠道和肺部的健康。怀孕的头三个月，胎儿自己还不能储存维生素A，因此孕妈咪一定要供应充足。红薯、南瓜、菠菜、芒果都含有大量的维生素A。

❷ 孕妈咪不宜大量补钙

女性在怀孕期间，身体会流失大量的钙，所以需要孕妈咪补钙。轻度缺钙时，机体会调动母体骨骼中的钙来保持血钙的正常。严重缺钙时，孕妈咪会出现腿抽筋的现象，甚至引起骨软化症。母体钙缺乏还会对胎儿的生长发育产生不良影响，婴儿出生后容易出现颅骨软化、骨缝宽、囟门闭合异常等现象。因为胎儿发育所需要的钙全部来源于母体，也就是说，孕妈咪体内现有的钙有相当一部分要进入宝宝体内，如果孕妈咪对钙的摄入不足，就会对胎儿及孕妈咪自身产生较大的影响。

基于以上种种担心，很多孕妈咪就大量补钙或长期大量食用钙质食品。其实，这反而有害。孕妈咪过量补钙会引起食欲减退、皮肤发痒、毛发脱落、感觉过敏、眼球突出等。同时，血中钙浓度过高，会出现肌肉软弱无力、呕吐和心律失常等，这些对胎儿生长都是没有好处的。因此，孕妈咪补钙也需根据身体情况按需服用，如果要服用钙片等补钙药品则应按医嘱服用。

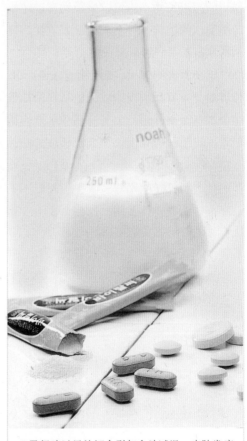

◎孕妈咪过量补钙会引起食欲减退、皮肤发痒等问题，孕妈咪不宜过量补钙。

❸ 不要吃 "转胎" 中药

有些夫妻为了求得一个男孩或女孩，听信传言吃药 "转胎"。据了解，坊间流传的所谓 "转胎药" 主要有两种：一种是祖传的中药偏方，另一种是激素类药物。

对此，医生分析称，中医中药博大精深，虽然有些药物的安胎作用已经被证实，但查遍各种文献，从来没听说有可以用来 "转胎" 的配方；而因为偏方组成的中药成分复杂，用在孕产妇身上产生毒副作用的报道反而不少见，曾经就有过孕妈咪喝所谓的祖传 "转胎药" 导致急性药物中毒不得不引产的事例见报。

至于激素的作用，医生指出，国际医疗界对此早有详细规定：无论是在孕前或孕中都绝对不能用。因为，在孕早期使用激素，可引起母体内分泌紊乱导致流产；而晚期使用，即使可一定程度上改变胎儿的体表特征（生殖器官），但改变不了已经确定的染色体基因。比如，怀上女胎的孕妈咪若吃了被鼓吹为能 "转胎" 的雄性激素，很可能令女胎出现男性表征（如长出小阴茎），生出人们所说的 "阴阳人"。

❹ 孕妈咪食糖过量宝宝易近视

如今，由于生活水平不断提高，人们的饮食结构越来越精细，摄入的细粮越来越多，其中的糖分也越来越多。

从营养成分上分析，对于一个正常人来讲，摄入过多的糖分，可能会造成体内糖分堆积，而糖分在体内新陈代谢时，需要大量的维生素，人体内的维生素就会因消耗过大而不足。而眼部视细胞发育同样也需要大量的维生素参与，若人体内不足，就会影响其发育。

对孕妈咪来说更是如此，如果摄入了过多的饮料和细粮，导致体内糖分过高，会导致眼球晶体发育环境异常，使得胎儿的晶体过早发育，就更容易导致近视发生。因此为了胎宝宝的健康发育，孕妈咪要尽量少进食糖。

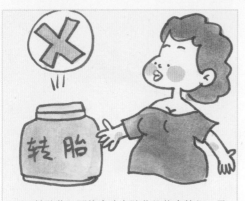

◎ "转胎药" 可能会改变胎儿的体表特征，孕妈咪千万不要随意服用。

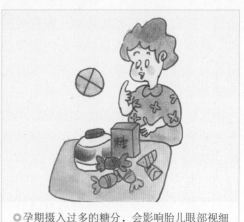

◎孕期摄入过多的糖分，会影响胎儿眼部视细胞发育，孕妈咪要尽量少吃食糖。

❺ 孕3月健康食谱

孕3月，孕吐的反应逐渐消失，可增强对孕妈咪饮食的供给。

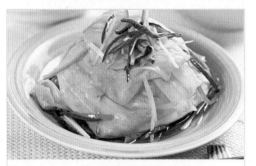

珊瑚包菜

原材料 包菜500克，青、红椒各20克，冬笋50克，泡发香菇20克

调味料 盐3克，醋6克，红油10克，干辣椒5克，葱15克，姜10克

做 法 ①将所有材料洗净切丝，包菜洗净一切为二，放入开水中焯烫，捞出装盘。②锅中油烧热，放入葱丝、姜丝、干辣椒丝、香菇丝、冬笋丝、青椒丝、红椒丝、盐翻炒。③加入清水，煮开后调入白糖，晾凉浇入装有包菜的盘中，淋入红油、醋、拌匀即可。

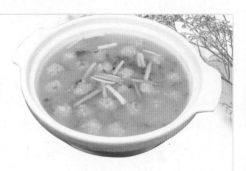

酸菜肉丸钵

原材料 猪肉400克，酸菜100克

调味料 盐3克，味精、鸡精各2克，料酒5克，姜末、蒜末各10克，葱25克，清汤适量

做 法 ①猪肉洗净，沥干剁成蓉；酸菜洗净沥干，切末；葱洗净，切段。②猪肉蓉中加入盐、味精、鸡精、料酒和蒜末、姜末，搅拌均匀，制成大小适中的丸子。③砂锅中加清汤烧沸，下丸子煮至断生时加入酸菜煮熟，调入葱段，稍煮即可。

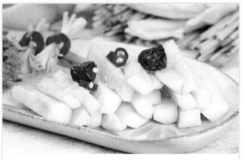

梅子拌山药

原材料 山药300克，西梅20克，话梅15克

调味料 白糖、盐各适量

做 法 ①山药去皮，洗净，切长条，放入沸水中煮至断生，捞出沥干水后码入盘中。②锅中放入西梅、话梅、白糖和适量的盐，熬至汁见稠为止。③汁放凉后浇在码好的山药上即可。

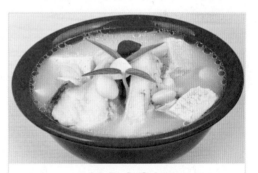

鲢鱼家常汤

原材料 鲢鱼350克，冻豆腐125克，杏仁25克

调味料 盐6克，姜片2克

做 法 ①将鲢鱼杀洗干净斩块，冻豆腐切块，杏仁洗净备用。②汤锅上火倒入花生油、姜炝香，下入鲢鱼稍煎一下，倒入水烧沸，调入盐，下入冻豆腐、杏仁小火煲至熟即可。

孕期检查与疾病预防

❶ 选择信任的医生更重要

中医有个观点"不信医者不治"，就是对于不信任自己的患者，不能给他治疗疾病，即使勉强治疗也会影响到身体的康复，这同样适用于产检医生。

医患关系紧张无论对医生还是孕妈咪而言都是不利的。特别是随着孕期时间的推移，体内激素水平的变化，孕妈咪们的担心也会越来越多，面对诸多焦虑和担心，心理上难免会产生各种情绪，这些不仅需要靠家人纾解，产检医生是否能与之合拍，沟通起来是否顺畅，也会影响到孕妈咪的心绪。

因此，孕妈咪们在选择产检医生前可根据自身需要先进行评估，一旦选定了产检医生后就不要保持质疑的态度，若有疑问可直接找产检医生沟通。如果实在无法信赖当初选择的产检医生，需及时果断地更换，避免在心里留下不快的阴影。因此名医也不一定是好的选择，找到适合的医生，感觉自己被关爱，才最明智。

❷ 孕期产检须知

孕期产检是孕妈咪怀孕过程中一项非常重要的任务，在十月怀胎的漫长孕程中，孕妈咪和胎宝宝会出现很多生理变化，也可能会发生一些并发症。而怀孕后定期产检，是保证孕期孕母和胎儿健康的重要方式。它可以及早发现孕产疾病，帮助孕妈咪平安健康地度过孕期。还可以防止遗传病的发生，减少畸形儿、智能低下儿的出生。

产前检查的次数取决于孕妈咪的健康状态，比如若出现并发症、高血压、糖尿病等则需要更多的产前检查。一般来说，第一次体检大部分是在怀孕的第三个月初进行，在孕7月前需要每一个月做一次产前检查，孕7月到孕9月每月应做两次检查，孕9月后应每周做一次检查。整个孕期，孕妈咪可能需要进行10～15次的产前检查。

第一次产前检查，医生要了解你的一切情况。由于此时已经进入相对稳定的阶段，一般医院会给孕妈咪们办理"母子健康手册"。此后，医生将在上面记录你所做的各项产检情况，也会依据手册内记载的检查项目分别让你进行产检并做记录。

❸ 第一次产前检查的项目

产检既能让孕妈咪们了解胎儿成长的一点一滴，又能及时发现胎儿有什么样的发育危机。了解并按时进行产检，对胎儿与孕妈咪本身都十分重要。以下为你列出第一次产检的必检项目，让你详细了解产检内容。

进行问诊：医生首先询问你的健康状

况，包括年龄、职业、月经史、孕产史、手术史、家族史、孕前体重数、丈夫健康情况等。

量体重、身高、血压、宫高、腹围等。

听宝宝心跳：医师运用多普勒胎心仪来听宝宝的心跳。

验尿：主要是验孕妈咪的糖尿及蛋白尿两项数值，以判断孕妈咪本身是否已有糖尿病或耐糖不佳、分泌胰岛素的代谢性疾病，肾脏功能健全与否（代谢蛋白质问题），是否有子痫前症、妊娠期糖尿病等各项疾病。

身体各部位检查：医师会针对孕妈咪的甲状腺、乳房、骨盆腔来做检查。为避免过于刺激子宫，骨盆腔是以内诊方式进行检查的，所以，医师会让孕妈咪平躺在诊断台上，以手来触摸孕妈咪腹部上方是否有肿块。若是摸到肿块，就要怀疑是否为卵巢肿瘤或子宫肌瘤，但大部分以良性肿瘤居多。

抽血：主要是验孕妈咪的血型、血红蛋白（检视孕妈咪贫血程度）、肝脏功能、肾脏功能及是否患有梅毒、乙型肝炎、艾滋病等，好为未来做防范。

检查子宫大小：孕妈咪从孕期第6周开始，子宫开始逐渐变大；到了孕期第12周时，子宫底会在耻骨联合的上方；到孕期第20周时，会跨过骨盆腔到肚脐位。因此，从孕期20周到35周，医师为孕妈咪从耻骨联合的地方到子宫底所量出的厘米数，可大致等于胎儿周数。此周数也可作为胎儿正常发育与否的依据，通常会以±3厘米来做一推断，即小

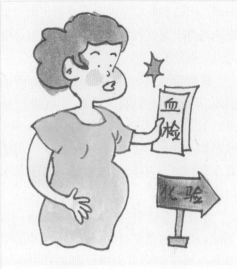

◎了解并按时进行产前检查，对胎儿与孕妈咪本身都十分重要，孕妈咪一定要进行。

于3厘米，代表胎儿较小；大于3厘米，代表胎儿较大。

❹ 高龄孕妈咪应该做的几项检查

根据世界卫生组织（WHO）的规定：35岁以上的初产妇为高危产妇。因此，你需要比别人多做一些产前检查，以确保孕妈咪和胎宝宝的共同健康。

超声波检查：至少做两次。这项检查可用来进一步确定你的怀孕日期及任何发育异常的情况，如胎宝宝出现的腭裂、脏器异常，同时可发现多胞胎。

绒毛及羊水检查：在11周左右，用一根活检针通过宫颈或腹壁进入宫腔到达胎盘位置，取出少许绒毛组织，进行检查。也可在16周左右，在麻醉的状态下，以针头穿刺的方法，取羊水，收集胚胎脱落细胞，进行检查。此项检查一般用于高龄孕

妈咪，以检查胎宝宝的发育是否正常。但此检查有引起流产的危险，需要在有经验的医生指导下进行。

脐带穿刺： 20周后，在局部麻醉的情况下，用针头取胎儿脐带血进行检查，这种方法可以检测染色体是否异常和是否有遗传性血液病。此方法仅用于高危孕妈咪，引起流产的概率高于羊水检查。

甲胎蛋白检测： 在16～20周进行，是一种无危险的血样检查，测定血液中的甲胎蛋白水平，可发现神经缺损、先天愚型、肾脏和肝脏疾病等。

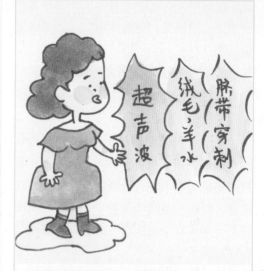

◎高龄孕妈咪相比一般孕妈咪要多检查一些项目，以确保孕妈咪和胎儿的健康。

给孕妈妈来点"孕"动力

孕3月，胎盘尚未完全形成，所以胎宝宝和妈妈的连接还不稳定，这时候比较容易发生流产。此阶段孕妈咪应该注意休息，避免剧烈的运动。但并不是说这个阶段的孕妈咪就不能活动了，相反，适当的运动对孕妈咪和胎儿都是有好处的。

❶ 孕早期宜多做有氧运动

一般来说，孕早期的孕妈咪要多做有氧运动。有氧运动是指人体在氧气供应充分的情况下进行的体育锻炼。即在运动过程中，人体吸入的氧气与需求相等，达到生理上的平衡状态。有氧运动的特点是强度低、有节奏、不中断和持续时间长，是孕妈咪锻炼身体首选的运动方式。有氧运动除了主要由氧气参与供能外，它还要求全身主要肌群参与，运动要持续较长时间并且是有韵律的运动。有氧运动能锻炼心、肺功能，使心血管系统能更有效、快速地把氧传输到身体的每一部位。

如果孕妈咪在孕前就能够进行有规律的有氧运动锻炼，她的心脏会更健康，每搏输出量（指一次心搏，一侧心室射出的血量）就更大些，身体每部分的供氧就不需要很多的脉搏数。这样就既能加强孕妈咪和胎宝宝的营养供给，又不会给孕妈咪造成刺激，引发流产等危险。

适合孕早期练习的有氧运动项目有：步行、慢跑、游泳、打太极拳、做韵律操等等。

❷ 孕早期可以打台球

俗话说："静养生、动健身"。专家认为，只要不做危险的竞技运动，孕妈咪平时的体育爱好没必要放弃，坚持它们反而能让你更快地进入新角色。

台球作为一项老少皆宜，适合于各文化层次的既富有消闲性又具有知识性的球类活动，当然也非常适合孕妈咪。台球又是一项高智商的运动，它需要精确的计算能力，对心态与肌肉要有自控意识，需要有对于整个局面的连续思考和预判能力，还要有良好的布局能力，整个过程中融合了数学、力学等多方面的知识，比其他的球类活动更能锻炼大脑思维。孕妈咪打台球，不仅能起到锻炼身体的功效，还能对胎宝宝起到很好的教育作用。

台球还具有愉悦性，只要几杆打得如意，失败的失落感又会消失，心理又得到平衡。而高难度的杆法一时是难以掌握的，看高手打球，会从看热闹进而看门道，就是在台子旁边看别人打球，也能从看球中体会到它的韵味。而一旦自己也悟到了技法，上台试一试，又会在见到自己的进步时享受到这一收获的喜悦。

此外，打台球的环境，打球者的装束、行为、礼仪无不体现着高贵儒雅之风，所以打台球可以培养一个人的气质，优雅推杆之间风采尽显。所以打台球会让人克服心浮气躁，慢慢变得沉着冷静，能控制情绪起伏，使孕妈咪尽快适应怀孕后的生活。

台球不要求有特别强健的身体，所以适宜于各年龄段的人。孕妈咪经常参与这项运动，不但能提高眼力，还能改善自身的协调性和对身体各关节的控制能力。所以台球实在是一项优点居多、好处不少的适合孕妈咪的球类活动。

❸ 孕早期不宜骑自行车

自行车一直是备受人们喜爱的运动和代步工具，然而过多地骑车却会对孕妈咪造成不良影响，这是因为孕期前3个月是胚胎着床的关键时期，骑自行车时腿部用力的动作过大，或路上颠簸都有可能造成意外的发生，引起流产，所以怀孕后孕妈咪最好不要骑自行车。

过了头3个月倒是可以骑，但也要考虑骑车的时间长短和路面的平整情况，此外还要注意以下几点，孕妈咪方能骑自行车。

孕妈咪不要骑带横梁的男式自行车，以免腿部动作过大，或上下车不方便。

车座上要套个厚实柔软的棉布座套，调整车座的倾斜度，让后边稍高一些，让孕妈咪的腰背保持舒展的状态。

骑车时活动不要剧烈，否则容易形成下腹腔充血，导致早产、流产。

骑车时车筐和后车座携带的物品不要太沉。

不要上太陡的坡或是在颠簸不平的路上骑车，因为这样容易造成会阴部损伤。

在妊娠后期，最好不要骑车，以防羊水早破。

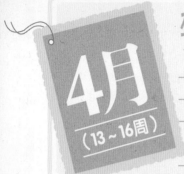

4月 （13～16周）

孕4月，迎来平稳愉快的孕中期

◎这个月因为胎盘已形成，所以流产的可能性明显减少。现在孕妈咪的腹部开始变大，胎动也出现了，拥有一个宝宝的梦想似乎近在咫尺。但孕妈咪仍要细心注意生活中的种种变化，准爸爸也要多多关心，做好孕期保健工作。

♥ 孕妈妈与胎宝宝的新变化

孕4月开始进入平稳的孕中期，孕妈咪的腹部开始逐渐隆起，下面一起来看看孕妈咪和胎宝宝还有些什么变化吧。

❶ 孕妈咪的身体变化

子宫此时约爸爸的拳头大

体重：孕妈咪食欲增加，体重也随之增加。

子宫变化：现在你的子宫增大，你的腹部也隆起，看上去已是标准的孕妈咪模样。

乳房变化：孕妈咪已能感到乳房在增大，并且乳周发黑，乳晕更为清晰。你的乳头已经可以挤出一些乳汁了，看上去就像刚分娩后分泌出的初乳。

阴道分泌物：阴道分泌的"白带"增多，它是阴道和宫颈的分泌物，是非常自然的现象。正常的分泌物应是白色、稀薄、无异味的，如果分泌物量多而且颜色、性状有异常，应请医生检查。

尿频、尿急：增大的子宫开始压迫位于前方及后方的膀胱和直肠，膀胱容量减少，因此出现了排尿间隔缩短，排尿次数增加，总有排不净尿的情况，导致孕妈咪总想如厕。但孕妈咪千万不要刻意不喝水或憋尿，免得造成尿路感染。而且这个月的尿频情况慢慢会有所减少。

妊娠反应：早孕反应自然消失，孕妈咪身体和心情舒爽多了。

❷ 胎宝宝的发育状况

现在胎宝宝的身体在迅速成熟，腹部与母体联结的脐带开始成形，可以进行营

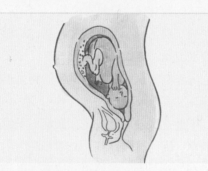

◎孕4月开始进入平稳的孕中期，胎儿进入快速生长的时期。

养与代谢废物的交换。

胎长：10~18厘米

胎重：40~160克

四肢：肌肉、骨骼继续发育，胎宝宝的手脚稍微能活动。

五官：头渐渐伸直，脸部已有了人的轮廓和外形，还长出一层薄薄的胎毛，头发也开始长出；下颌骨、面颊骨、鼻梁骨等开始形成，耳廓伸长；牙槽内开始出现乳牙牙体。

器官：脊柱、肝、肾都"进入角色"，皮肤逐渐变厚不再透明。听觉器官基本完善，对声音刺激开始有反应。

胎动：胎宝宝力薄气小，所以孕妈咪还不能明显感到胎动。现在胎动时你会有像喝了饮料后胃肠蠕动的感觉。注意记录下第一次胎动的时间，下次去医院做检查时告诉医生。

💗 孕妈妈需要注意的小细节

进入平稳的孕中期，孕吐反应已经消失，但日渐隆起的腹部也给孕妈咪的日常生活带来不少不便，所以，孕妈咪的仍然不能放松警惕。

❶ 孕妈咪选择内裤时的注意事项

随着孕期逐渐推进，孕妈咪的肚子和臀部都将升级，这时候原本的内裤就不再适用了，继续长期穿着会影响孕晚期胎儿顺利入盆，所以要挑选孕妈咪专用的内裤。

孕妈咪需依怀孕时期腹围、臀围大小的改变来选购内裤，也可购买能够调整腰围的活动腰带式内裤，以方便孕妈咪根据腹围的变化随时调整内裤的腰围大小。因为孕妈咪阴道分泌物会增多，所以孕妈咪内裤的材料以透气性好，吸水性强及触感柔和的纯棉质地为佳。纯棉材质对皮肤无刺激，不会引发皮疹。而孕妈咪内裤的款式多以高腰、中腰为主，高腰的设计可将整个腹部包裹，具有保护肚脐和保暖的作用。但有越来越多时髦的孕妈咪为了搭配流行服装，也偏好选择孕妈咪专用的低腰内裤甚至是丁字裤，就需注意保持卫生。

❷ 适度进行性生活

怀孕中期，胎盘已形成，妊娠较稳定，早孕反应也过去了，孕妈咪性欲也会相应地增强，这时可以适度地过性生活了。国内外的研究都表明，孕期夫妻感情和睦恩爱，性生活和谐，孕妈咪心情愉悦，能有效促进胎儿的生长和发育，生下来的孩子反应敏捷，而且身体健康。但性生活也不是多多益善，须合理安排，对性交姿势与频率也要加以注意，避免对胎儿产生不良影响。

孕中期适度的性生活可以使夫妻双方精神和躯体得到放松，需要注意的是，方式不要过于激烈甚至剧烈，要有节制，动作要轻柔，不要刺激乳头。孕中期性生活以每周1～2次为宜，性交时可采取夫妻双方习惯和舒适的姿势，但要注意不要压迫腹部，体位可采用前侧体位、侧卧体位、前坐体位或后背体位。准爸爸不要刺激孕妈咪乳头。孕妈咪也要注意自我调节，不要过度兴奋，以免诱发流产。

❸ 孕期如何去除粉刺痘痘

孕后受激素变化的影响，很多孕妈咪皮下脂肪会迅速增厚，油脂分泌会更加严重，以致脸上冒出一堆粉刺痘痘来。在怀孕前，女性还可以使用适合自己的护肤产品解决这一肌肤问题，但怀孕后，这些护肤产品（比如含有水杨酸、维生素A等物质的护肤产品）很可能对宝宝产生一定的副作用。而专家也不建议孕妈咪使用口服抗生素去除粉刺，即便使用其他治疗皮肤类的药物也都应该先咨询医师。

为了确保胎宝宝的健康，孕妈咪需采取一些比较温和的方法解决这一肌肤问

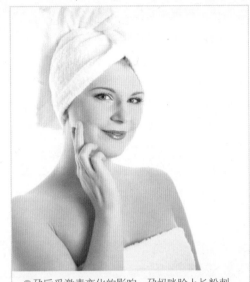

◎孕后受激素变化的影响，孕妈咪脸上长粉刺、痘痘情况通常会加重，因此孕妈咪应做好皮肤清洁工作。

题。如，常洗脸，保持皮肤清洁，使用的洗面产品刺激性也宜小一点。平时则可用吸油面纸经常拍打皮肤，以吸收过多的油脂，降低粉刺的发生率。此外，还要注意饮食平衡，多吃各种蔬菜和水果，少吃肥腻、辛辣、甜腻的食品。

♥ 孕妈妈的营养卫士

从这月开始，胎宝宝开始进入迅速生长发育的阶段，每天需要大量营养素，准爸爸要做好营养师的工作，尽量满足胎儿及母体营养素存储的需要，避免因营养不良或缺乏而给母体和胎儿造成不良影响。

❶ 孕4月开始要注重补钙

进入孕中期后，胎儿进入迅速生长的阶段，孕妈咪对钙质的需求量也在增长。这个时候，孕妈咪每天需要1000～1500毫克的钙，除去从食物中获取，还需额外地补充600毫克左右。这时，孕妈咪应该在医生指导下每天服用钙剂，但不能超标。

首先，孕妈咪也不要放弃以饮食为主的补钙途径。骨头和骨头汤中的钙人体吸

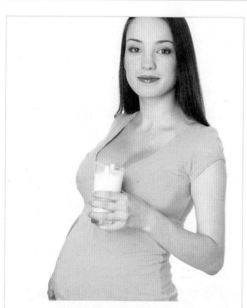

◎进入孕中期后，孕妈咪对钙质的需求量不断增长，孕妈咪可通过喝牛奶来补充钙质。

收率很低，对于补钙没有太大的好处。从第4个孕月起，孕妈咪最好每天喝250克的牛奶、配方奶或酸奶，同时在饮食上注意摄取富钙食物，如球形干酪、豆腐、鸡蛋、煮小虾、煮沙丁鱼、小鲱鱼干及适量海带或海白菜等，使摄钙量至少达到800毫克。

此外，孕妈咪还要多晒太阳，特别是冬春季怀孕的孕妈咪。这样，会使身体摄取充足的维生素D，使身体对钙的吸收能力加强，让胎儿的骨骼和牙齿发育得更结实，消除引起先天佝偻病和龋齿的因素。另外，如果在晒太阳时做一些适度运动将会效果更好。

❷ 孕期应保证膳食纤维的摄取

怀孕后由于胃酸减少，体力活动减少，胃肠蠕动缓慢，加之胎儿挤压肠部，

使肠肌肉乏力，以及食物过于精细或偏食，食入粗纤维过少等原因，孕妈咪常常出现胀气和便秘的情况，严重时可发生痔疮，因此孕期摄取适量的膳食纤维，可保证孕期消化功能与吸收功能正常，从而有利于胎儿的生长发育。

膳食纤维可刺激消化液分泌，加速肠蠕动，促进肠道内代谢废物的排出，缩短食物在消化道通过的时间等作用。而且粗纤维在肠道内吸收水分，使粪便松软，容易排出，也能减轻孕期便秘症状。含有丰富纤维素的食物有糙米、全麦食品、各类果仁、干杏、豌豆、葡萄干、韭菜、芹菜、无花果等，孕妈咪可根据需要进食这类食品。

❸ 孕期食用油使用小妙招

食用油除了吃出健康以外，专家还给我们提供了一些用油的小妙招。

如，在怀孕期间，孕妈咪们比较容易出现皮肤瘙痒和干裂现象，用油茶籽油经常涂抹干痒部位，可预防缓解这种症状。而且涂在肚子上，还能够防止妊娠纹的产生。

另外，怀孕期间大便干燥和便秘给很多孕妈咪带来了烦恼，那么你只要每天清晨空腹生食1匙油茶籽油，就可以轻轻松松解决便秘问题。

产后孕妈咪若合理用油，保持身体热量的摄取平衡，还能避免产后肥胖等问题。此外，油茶籽油还可以用于婴儿尿疹、湿疹的辅助治疗，直接涂在宝宝的皮肤上，安全有效。

④ 孕妈咪不宜喝可乐类饮料

可乐饮料是一种含可乐豆萃取物的充气饮料，可乐豆萃取物中含有咖啡因，咖啡因能迅速通过胎盘作用于胎儿，所以孕妈咪如果大量饮用可乐，就会使胎儿直接受到咖啡因的不良影响，甚至造成先天性疾病。

1瓶340克的可乐型饮料中约含50毫克咖啡因，而一次口服咖啡因剂量达1克以上，就可导致孕妈咪中枢神经系统兴奋、呼吸加快、心动过速、失眠、眼花等症状。即使孕妈咪只摄取1克以下的咖啡因，也会对胃黏膜造成刺激，使部分孕妈咪出现恶心、呕吐、眩晕、心悸等症状。

另外，胎儿对咖啡因尤为敏感，而一些饮料中甚至含有2.4%～2.6%的咖啡因、可乐宁等生物碱，所以有的孕妈咪喝了以后会出现恶心、呕吐、头痛、心跳加快等轻微中毒症状。

由此可见，孕妈咪要避免喝可乐类饮料，以免影响胎儿大脑、心脏和肝脏等重要器官的发育，更要避免宝宝出生后患上先天性疾病。

⑤ 孕妈咪吃甘蔗要注意

甘蔗是深受人们喜爱的水果之一，其含糖量十分丰富，很多孕妈咪非常喜爱。这时，很多人就有这样的疑问了：孕妈咪可以吃甘蔗吗？下面我们就来为大家解答这个问题。

现代医学研究表明，甘蔗中含有丰富的糖分、水分。此外，还含有对人体新陈代谢非常有益的各种维生素、脂肪、蛋白质、有机酸、钙、铁等物质。甘蔗不但能给食物增添甜味，而且还可以提供人体所需的营养和热量。一般人群均可食用，但脾胃虚寒、胃腹寒疼者不宜食用。

另外，要注意的是孕妈咪不宜常吃甘蔗。因为甘蔗含有大量糖分，吃的越多血糖就越高，处于特殊时期的各位孕妈咪当然要提高警惕，谨防妊娠期糖尿病的发生！孕妈咪吃甘蔗时，当血糖超过正常限度时，会促进皮肤上的葡萄球菌生长繁殖，容易引发皮肤起小疖子或疖肿。如果病菌侵入皮肤深部，则可能引起菌血症而威胁胎儿生存的内环境。过多摄入糖分还可能使身体内的酸性代谢产物产生过多，使血液变成酸性，也容易导致胎儿发生畸形。即使分娩后婴儿正常，但也有可能在成年后引发糖尿病。所以，孕妈咪对于甘蔗这样含糖高的食物不要食之过多。

通过对以上内容的了解，大家对于孕妈咪是否可以吃甘蔗是不是已经心中有数了呢？其实在孕期完全可以食用甘蔗，但要注意甘蔗的质量。甘蔗如生虫变坏，或被真菌污染有酒糟味时也不能食用，以防引起呕吐、昏迷等中毒现象。

⑥ 孕4月健康食谱

进入孕中期，孕妈妈对营养的需求增大，此时应增加孕妈妈的饮食营养，特别是有过严重早孕反应的人，更要增加。

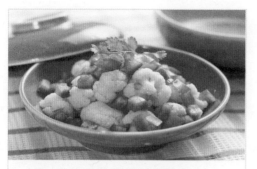

花菜炒西红柿

原材料 花菜250克，西红柿200克

调味料 香菜10克，盐、鸡精各适量

做法 ①花菜去除根部，切成小朵，用清水洗净，焯水，捞出沥干水待用；香菜洗净切小段。②西红柿洗净，切小丁。锅中加油烧至六成热。③将花菜和西红柿丁放入锅中，再调入盐、鸡精翻炒均匀，盛盘，撒上香菜段即可。

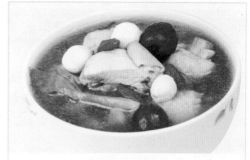

鸡块多味煲

原材料 肉鸡350克，枸杞子10克，红枣5颗，水发莲子8克

调味料 精盐12克，味精5克

做法 ①将肉鸡洗净斩块焯水，枸杞子、红枣、水发莲子洗净备用。②净锅上火倒入色拉油葱姜炝香，下入鸡块煸炒，倒入水，调入精盐、味精烧沸，下入枸杞子、红枣、水发莲子煲至成熟即可。

杭帮老鸭汤

原材料 老鸭200克，油菜100克，竹笋150克，金华火腿片100克

调味料 盐4克

做法 ①将老鸭洗净，斩成块；竹笋洗净，切片；金华火腿洗净切片；油菜洗净。②砂锅加水烧开，下入鸭肉、火腿煮开，再放入笋片。③煮至快熟时，下入油菜，待各材料熟，最后调入盐即可。

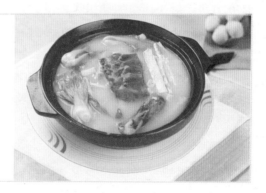

虾米白菜

原材料 娃娃菜400克，陈醋50克，虾米20克

调味料 白糖15克，味精2克，香油适量

做法 ①将白菜去叶留帮，洗净切成块；虾米发好洗净。②炒锅加油，上火烧热，放入香菜梗、虾米、姜丝、葱末、白菜适度煸炒，加醋稍烹一下，放白糖，添少许高汤，加盐、料酒、味精稍焖一会儿。③用水淀粉勾芡，淋上香油出锅即可。

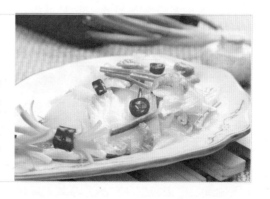

4月已经进入怀孕中期，由于子宫增大明显，孕妈咪的身体状况也会发生很大的变化，这时可能会出现一些特有的妊娠疾病，要注意预防。

① B超，查胎儿重大畸形

每个孕妈咪在孕期都要去医院照B超，很多孕妈咪就担心B超检查有害健康。事实上，目前的医学研究认为B超检查是安全的，因此，孕妈咪不必对孕期B超检查产生恐惧心理。

B超检查是一种非损伤性和无痛苦的检查方法。对于怀孕的孕妈咪来说，只要是诊断剂量的B超检查，应该说是对胎儿没有影响的。通常医生会要求孕妈咪在孕早、中、晚期各进行一次全面的B超，只要是诊断剂量的B超检查，对胎儿是没有影响的。本月B超，除了弥补怀孕初期未作超音波检查之不足，主要目的还是针对胎儿的重大畸形作筛检，如脑部异常（水脑、无脑……）、四肢畸形、胎儿水肿等。另外，此时可由超音波得知胎儿的性别。

② 孕期B超检查常识

孕期B超检查是十分重要的，可以通过B超监测胎儿是否存在严重畸形，还可以确定胎儿个数，了解羊水量以及测量S/D值，观察胎心是否正常等。检查次数除依据规范要求外，还需根据孕期胎儿及其附属物的异常适当增加。

但是不适当的B超检查不利于监测胎儿生长状况和发现畸形。因此，孕妈咪应该根据医生建议，在适当的时间接受适当的B超检查。最常见的B超有普通B超和彩色B超，普通B超和彩色B超都是二维平面图像，是目前孕期最常用的检查技术，但超声检查的准确性受多种因素影响，例如羊水量和胎儿体位等，如果怀孕晚期羊水减少或者胎儿面向孕妈咪的背部，观测效果就不太理想。

妊娠18至20周，通过B超检查可发现95%的胎儿畸形。其中60%~80%的唐氏综合征（先天愚型）在颈项皮肤出现透明带。脑部和脊柱的畸形，如无脑畸形、脊柱裂、脑膨出、小头畸形、脑积水等。肢体缺陷，如肢体缺如、短缩。腹壁缺陷，如腹裂、脐膨出。其他，如先天性心脏病、连体婴儿等。

③ 什么时候选择三维或四维B超

近年来，随着超声影像技术的发展还出现了三维彩超和四维彩超，很多孕妈咪就觉得越先进的措施就越好。事实上并非如此，三维还是四维只是一种检查手段，都是在二维基础上的一个重建成像，胎儿生长发育的评估及畸形的筛查都不能单纯依赖三维及四维成像。

三维彩超可以进行胎儿头面部立体

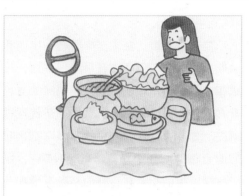

◎在孕中期应检查血色素以及早发现贫血，通过补充叶酸等措施改善贫血。

成像，清晰地显示眼、鼻、口等形态，可协助医生直接对某些胎儿先天畸形进行诊断。

而三维彩超和四维彩超的区别就在于在一个"时间维"，也就是说，三维彩超是图片，四维彩超是录像。通过这项新技术，孕妈咪可以动态观察到孩子在宫内的表情、动作等。

④ 坐骨神经痛怎么办

怀孕后体内激素发生生理性改变，使韧带松弛，为分娩做好准备，但也导致腰部的稳定性减弱。同时胎儿在子宫内逐渐发育长大，使腰椎负担加重，如果再有腰肌劳损和扭伤，就很容易发生腰椎间盘突出，引发坐骨神经痛。此时孕妈咪要注意劳逸结合，避免做剧烈的体力活动。

孕妈咪患有坐骨神经痛时，最好选用硬板床，必要时可做牵引治疗。睡眠时，最好采用侧卧位。平卧时要在膝关节下面垫上枕头或软垫。此外，不要穿高跟鞋。对于疼痛症状重者，可在医生的指导下适当用药。

⑤ 牙龈出血时怎么办

孕期牙龈出血是一种妊娠反应，主要是由于孕期的激素水平变化，牙龈出现增生或是牙周病所致。这一疾病大多发生在孕中期，不过有些孕妈咪在早期也会出现这一问题。

由于孕期是一个非常特殊的时期，不能乱用药物，药物对胎儿有一定的影响。所以，解决孕期牙龈出血，预防是关键。在怀孕过程中，孕妈咪需要保持良好的口腔卫生，并且定期进行预防性的牙齿护理。

在牙刷的选择上，最好换一个软毛质地的儿童牙刷。因为儿童牙刷的刷头较小，而软毛的质地可以减轻牙刷对牙龈的伤害，有效解决牙龈出血的问题。或者将牙刷换成电动牙刷，它能有效按摩牙龈，并减少六成左右的刷牙力度，令牙龈炎出血程度下降62%。在牙膏的选择上，最好使用含有氟化物的牙膏，且每次用量不要超过1厘米。刷牙时最好采用竖刷刷牙法，力道宜轻柔，不要用力过猛，太使劲会损害脆弱的牙龈，引起牙龈出血。一天至少要刷两次牙，尽量每顿饭后都刷牙，最好是在吃完或喝完东西20分钟内刷牙。如果刷牙后有牙龈出血现象，可在温水中溶入一些海盐来漱口。尽量少用牙签。孕妈咪的牙周组织本来就脆弱，如果所用的牙签质料太粗或者使用的方法不当，就容易对牙龈造成损伤，引起出血和牙齿周围组织的疾病。注意均衡营养，补充维生素和钙质。

❻ 患了妊娠贫血怎么办

怀孕后，孕妈咪的血容量相对孕前平均增加50%；妊娠早期呕吐、食欲不振等因素均可能导致血液中的血红蛋白相对降低，或铁、叶酸、维生素等营养物质摄入不足引起血红蛋白不足，造成贫血。

患有妊娠贫血的孕妈咪大部分会感觉疲劳、头晕，并出现脸色苍白、指甲变薄易折断、呼吸困难、心悸、胸口疼痛等症状。

要预防妊娠贫血，至少要在孕中期和后期检查两次血色素，及早发现贫血，采取相应措施纠正。通常如果孕妈咪的血色素在100克以上，通过食物的补充就可以解决。如多吃富含铁的食物，多吃富含叶酸的食物等。如果血色素低于100克，则应按照医生的指示在食补的基础上增加药物治疗。

给孕妈妈来点"孕"动力

孕4月，孕妈咪进入身心都比较稳健的阶段，最适宜开展孕期运动。孕期坚持进行力所能及的锻炼，有助于孕妈咪与胎儿的健康。

❶ 孕中期孕妈咪最需运动

孕中期，即孕4~7月。随着胎盘的形成，宫内情况相对稳定，孕妈咪已经度过了早孕流产的危险，可根据个人体质及过去的锻炼情况，适当加大运动量，进行适度的活动，如游泳、孕妈咪体操、瑜伽等。虽然此时运动量可以适量增加，但仍应切记不可进行跑、跳等容易失去平衡的剧烈运动。

事实上怀孕时维持一定的运动量，对胎儿和母亲都有好处。首先，运动会使孕妈咪的血量增加，可改善其焦虑心情，使生产产程缩短，自然生产机会提高，也使胎儿窘迫概率降低，胎儿平均体重比不运动的妈妈所生的胎儿少310

克左右（胎儿脂肪减少了）。其次，运动的母亲所生之宝宝，运动神经元的发育比一般新生儿更快。总而言之，若想让生产更顺利，保持产后身材与体力，建议女性在怀孕前就开始培养运动习惯，并在怀孕过程中持之以恒，这样不只胎宝宝会变得强壮，也会让你在经历怀孕生产的煎熬后，依然是美丽动人的健康妈妈。

但有妊娠并发症的妈妈在进行运动时，会受到一些限制，像患有高血压、多胞胎怀孕、心脏疾病、前置胎盘或有早产现象的妈妈，均不适合运动。

❷ 孕中期可适当增加运动频率

孕妈咪适合做哪种运动、运动量的大小，都要根据个人的身体状况而定，不能一概而论。如果孕妈咪怀孕前就一直有锻炼的习惯，在孕期可以继续锻炼，但开始的时候一定要慢慢来。

在此阶段可以适当增加运动频率，是因为怀孕中期胎盘已经形成，不太容易造成流产。孕妈咪可以每天早晚散散步，既可以增加耐力，促进肠胃功能，还能刺激腹中宝宝的活动，尤其是在温和的阳光下散步还能促进胎宝宝对钙质的吸收。

不过，这个时期由于体重增加，身体容易失衡，孕妈咪尽量不要再做需要登高、弯腰的家务活动，如擦高处玻璃、弯腰擦地等。

③ 孕妈咪外出锻炼注意事项

现在孕妈咪的身心稳健，浑身的细胞都在喊叫着要出去透透气。不过在出发之前，必须通过医生确认您和胎宝宝都安全，适宜进行户外运动才行。

进行户外运动，最好选在清晨和傍晚。上午是8点到10点，下午是4点到7点。在这段时间内，植物经过了几个小时的光合作用，空气中氧气含量非常高，而且紫外线也不是很强烈，空气质量也比较高，最适合户外运动了。如果是室内运动，不要选择刚吃饱或是空腹时运动。也不要在晚上10点后运动，因为这时候你和宝宝都要睡觉了。

此外，人体产生的热量主要通过皮肤散发，胎儿产生的热量也要通过孕妈咪的皮肤散发，因此，孕妈咪的体温会比正常略高些。这种体温升高会让孕妈咪在锻炼时更容易发热、疲劳和脱水。因此我们要做好充分的锻炼前准备。如，穿浅色棉质衣服。因为浅色衣服能减少热量的吸收，棉质的衣服透气性

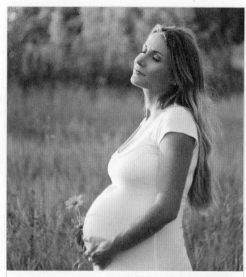

◎ 孕妈咪在进行户外运动时，最好选在清晨和傍晚，这样可以避免接触过多的紫外线。

强，易散热，也比较吸汗，可以让皮肤自由地呼吸。衣服应该宽松或者有弹性，可以让肢体自由地舒展。

挑选合脚的鞋子。这点也非常重要，而且至少要准备两双，每天轮换着穿。休息的那双鞋子每天最好在阳光下晒晒，在风里透透气，这样就可以防止脚气病的产生。因为真菌容易在温暖和潮湿的环境里生长繁殖，而孕妈咪的脚又特别容易出汗。

准备一条干净和吸汗的毛巾。散步和爬山时可以用它来擦汗，游泳时可以用它来吸水和保温，练习瑜伽时可以用它来当坐垫或者覆盖身体。

准备充足的水。在锻炼的整个过程中，适当的出汗是没有问题的，但是如果汗水把整件背心都打湿了，那就要休息一下。运动前10~15分钟，要适当喝水，控制在450~600克。

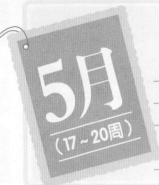

5月 (17~20周)

孕5月，来自胎动的惊喜

◎孕5月，辛苦的孕程已经过去了差不多一半的时间。这个时期，孕妈咪的肚子越来越大，接近典型孕妈咪的体型，身心也都处于稳定期。旅游、探亲等计划孕妈咪都可以开始进行，但仍要注意体型变化给生活带来的不利，做好孕期保健工作。

❤ 孕妈妈与胎宝宝的新变化

孕5月孕妈咪的肚子越来越大，身体变化也越来越明显，孕妈咪要做好孕期的记录工作，详细记录孕期的变化情况。

❶ 孕妈咪的身体变化

你的腹部已经显现出来了，而你的身心都进入稳定期。

子宫此时约儿童的头大

体重：孕妈咪最少增加了2千克体重，有些也许会达到5千克。

子宫：此时可测得子宫宫底高度在耻骨联合上缘的15~18厘米处。胎宝宝

19周的时候，孕妈咪的子宫底每周会升高1厘米。

乳房：乳房比以前膨胀得更为显著，有些孕妈咪还能挤出透明、黏稠，颜色像水又微白的液体。臀部也因脂肪的增多而显得浑圆，从外形上开始显现出较从前丰满的样子。

尿频、尿急：这个月子宫在腹腔内慢慢增大，对膀胱的刺激症状随之减轻，所以尿频现象基本消失。

妊娠反应：早孕反应自然消失，孕妈咪身体和心情舒爽多了。

❷ 胎宝宝的发育状况

这一月胎宝宝的感觉器官进入成长的关键时期，大脑开始划分专门的区域进行嗅觉、味觉、听觉、视觉以及触觉的发育。现在孕妈咪肯定能感到胎宝宝在经常运动，想必内心一定感到无比幸福吧！

胎长：18~25厘米

胎重：160~300克

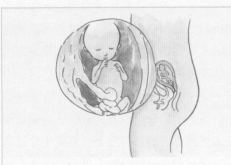

◎孕5月，孕妈咪进入平稳的孕中期，胎宝宝开始快速发育。

四肢：手指、脚趾长出指甲，并呈现出隆起，胎宝宝还会用口舔尝、吸吮拇指，那样子就像在品位手指的味道。

器官：此时胎儿的头已占全身长的三分之一，耳朵的入口张开；牙床开始形成；头发、眉毛齐备。由于皮下脂肪开始沉积，皮肤变成半透明样，但皮下血管仍清晰可见；骨骼和肌肉也越来越结实。生殖器已清晰可见。胎儿的听力形成。此时开始能够吞咽羊水。肾脏已经能够制造尿液，感觉器官开始按照区域迅速地发展。

胎动：孕5月是刚刚开始能够感知到胎动的时期。这个时候的胎宝宝运动量不是很大，动作也不激烈，孕妈咪通常觉得这个时候的胎动像鱼在游泳，或是在"咕噜咕噜"吐泡泡，跟胀气、肠胃蠕动或饿肚子的感觉有点像，没有经验的孕妈咪常常会分不清。此时胎动的位置比较靠近肚脐眼。

细节让孕妈咪的生活更舒适

这个月，孕妈咪的腹部隆起得更加明显，进一步增加了孕妈咪行动的困难，所以出行时要特别小心。

① 孕期如何挑选护肤品

专家提出，孕妈咪要想实现胎儿的健康，并让自己拥有完美肌肤并非不可兼得。因为孕期的皮肤问题会有很多，况且孕妈咪的年龄一般都在30岁左右，皮肤的质量已开始走"下坡路"，如果此时不能好好护理，皮肤很可能借机下滑。鉴于孕期的特殊性，孕妈咪在选择护肤产品时一定要慎重，孕期选择的护肤品一定不要含有激素类的和对胎儿有害的化学成分。所以最好选择性质温和的纯植物的产品。中医上又讲凉性植物不适合孕妈咪，所以在选择时也要注意。另外，含有维生素E的护肤品对孕妈咪比较好。

另外，怀孕期间肌肤黑色素本来就比较活跃，孕妈咪的肌肤又对光特别敏感，因此防晒就成为孕期护肤的一项必修课，所以即使在秋冬季节也要涂抹无刺激性的防晒霜，出门最好有遮阳伞。选择防晒产品时应选择纯物理防晒产品，比如含有二氧化钛或氧化锌成分的防晒产品。这类产品通常不会造成皮肤过敏，安全性高，效果也好。

② 孕妈咪宜常用木梳梳头

大脑，是指挥和调节人体各种活动的神经系统中枢。人要保持头脑清醒，思维敏捷，而梳头是促进脑部血液循环最理想的办法。因为梳头不仅可以增强头发根部的血液循环，以供应头发所需的营养，还可以增强和改善脑部的血液循环，以滋养气血，促进新陈代谢。

头部，素有"诸阳之汇"的美誉。因为人体最重要的十二经脉与几十个穴位都汇聚于头部。中医认为，以梳子代替银针，对这些穴位和经脉进行按摩和刺激，有利于脑部的血液循环及有易于调节大脑的功能，以消除各种疲劳。所以，梳头有清心明目、醒脑提神之功效。

此外，孕妈咪宜用木梳梳头，而不要使用塑料梳。因为塑料梳与头发摩擦会产生静电而扯断头发。用木梳梳头时要从头顶的穴位处开始，用力不可过猛。

❸ 孕妈咪如何预防中暑

孕妈咪由于体质特殊，代谢旺盛，比正常人更怕热，如果不注意，中暑的概率更大。那么应该如何预防中暑呢？

衣着宽松。 孕妈咪穿的衣服要宽大、松软，尽量穿透气、散热的棉质衣服，不要穿紧身衣裤。

睡眠充足。 中暑的发生与睡眠有一定关系，孕妈咪要保证充分的休息和睡眠时间，以增强身体抵抗力，中午最好休息1个小时左右。

饮食合理。 在合理调配饮食，保证身体需要的营养的同时，夏季孕妈咪应少吃油腻食物，多吃新鲜蔬菜、豆制品等。可以经常食用绿豆粥、西瓜等解暑食物，避免发生中暑。还要多喝水，如凉开水或淡盐水，可起到预防中暑的作用，也可饮水果汁、酸牛奶、茶水等，但要注意不要贪食冷饮。

保持通风。 由于种种限制，孕妈咪在家休养的时间相对较多，因此一定要注意通风。感觉热时可以吹空调或电扇，但不宜长时间使用空调，空调温度也别调得太低，一般设置为27℃为佳。室内外温差不要太大，以免从空调房外出时一时不适应外面的高温而中暑、感冒。也不要对着电风扇和空调吹，容易引起感冒。

适当运动。 怀孕期间，孕妈妈坚持进行适当的运动是十分必要的，对胎儿的生长发育和顺产都有很好的作用。整个孕期孕妈妈都可在上午或者傍晚不太热的时候外出散步，在怀孕的中期还可适当游泳。

♥ 孕妈妈的营养卫士

孕中期是胎儿的快速发展期，对营养的需求也更多。不过，平时只要饮食荤素搭配合理，营养一般不会有什么问题。但是如果担心发胖或胎儿过大而限制饮食，则有可能造成营养不足，严重的甚至患贫血或影响胎儿的生长发育。

❶ 孕妈咪贫血要多吃富铁食物

孕妈咪因妊娠期母体内血容量的增加和胎儿的发育需要，整个孕期需要1000毫克铁（比非妊娠女性增加15%～20%），如果不注意补铁，通常从孕中期开始（20～24周左右），出现缺铁性贫血症状的孕妈咪就开始多起来。在我国，有近三分之一的孕妈咪会出现缺铁性贫血，严重的可引起流产、早产、低出生体重儿等情况。

缺铁性贫血为妊娠常见并发症。在怀孕5～6个月时，由于母体一系列的生理变化及胎宝宝、胎盘、脐带的生长发育，孕妈咪对铁的需要量大大增加，甚至达到孕前的2倍。

另外，饮食中未注意提供充足的富铁食物，孕妈咪就容易发生贫血。因此，孕期要注意多吃富含铁的食物，如瘦肉、动物血（鸭血、猪血）、禽类、蛋类等，与此同时多吃水果和蔬菜，其中所含的维生素C，能够促进铁在肠道的吸收。

❷ 孕妈咪不宜吃田鸡

吃田鸡不仅是不利于生态平衡的行为，还会对孕妈咪健康造成危害。有人剖检267只虎斑蛙，发现在160只蛙的肌肉中就有383条裂头绦虫的蚴虫。这些蚴虫进入人体后容易寄生在软组织内脏，它们具有极强的活动能力，善于钻孔，破坏性极大。裂头绦虫的蚴虫进入人体组织后，能引起局部组织发炎、溶解、坏死，形成脓肿和肉芽肿等。如寄生于要害部位便会导致失明、瘫痪、抽搐、癫痫发作等并发症，严重时还可引起死亡。孕妈咪被感染蚴虫，还能穿过胎盘侵害胎儿，造成胎儿畸形。

此外，农田长期施用各种农药，随着耐药性的提高，不少昆虫未被杀灭，田鸡捕食了这些昆虫后，体内积聚有大量残留的农药。据有关部门检验发现，田鸡肉内含有机农药的残留量是猪肉的31倍。所以孕妈咪大量吃田鸡肉，危害较大。

❸ 孕妈咪及产妇不宜多吃月饼

中秋时，人们都习惯吃月饼庆祝节日。但专家提醒，孕妈咪及产妇不适宜多吃月饼。这是因为从中医营养学角度来说，月饼多为"重油重糖"之品，制作程序多有煎炸烘烤，容易产生"热气"，或者引起胃肠积滞。而妊娠期孕妈咪如果大量食用辛温燥火的食物，很容易伤阴耗液和影响胎孕。因此，孕妈咪吃油润甘香的月饼并非多多益善。

此外，不同体质的孕妇在食用月饼时有不同的禁忌。虚寒盛的孕妈咪，忌生冷、寒凉馅料制作的月饼。阴虚、热盛的孕妈咪，忌辛燥动火馅料制作的月饼。孕期水肿很严重的孕妈咪，忌咸馅的月饼。患有糖尿病的孕妈咪，忌糖馅的月饼。患有热证、疮疡、风疹、癣疥等的孕妈咪，忌食辛辣香燥馅料制作的月饼。

专家同时提醒，孕妈咪在食用"热气"月饼时，配着吃些柚子、桃子、柿子和梨等清淡水果同食，可减少月饼对身体造成的不良影响。

❹ 孕妈咪不能盲目节食

通常情况下，女性怀孕后都需要增加饮食，以供给母子营养所需。但也有少数孕妈咪怕身体肥胖会影响自己的体形美或宝宝出生后较难减肥，就采取节食的方法，尽量减少进食，这种做法是非常错误的。

女性怀孕以后，为了胎儿生长和产后哺乳的需要，在孕期要比孕前增加10～18千克，这些增重是必要的，否则宝宝不能正常生长发育。如果孕妈咪盲目节食，就会使宝宝先天营养不良，俗话说"先天不足，后天难养"。孕期常节食的孕妈咪的宝宝即便出生，也会身体虚弱甚至发生多种疾病。

另外，孕妈咪盲目节食还会影响宝宝的大脑发育。宝宝脑细胞发育最关键的一段时期是在孕期的最后3个月至出生后6个月，在这段时期如果孕妈咪节食，胎儿的脑细胞发育不完善，就极易使宝宝智力发展受限。

盲目节食造成的营养不良，对孕妈咪本身危害也很严重，会发生难产、贫血、软骨症等疾患，甚至给后半生带来痛苦和麻烦。

所以，孕妈咪不能盲目节食，只有在达到满足孕妈咪本身和宝宝营养所需的情况下，才能适当控制饮食，以防身体过胖和宝宝过大，出现难产现象。

⑤ 孕5月健康食谱

怀孕5个月，胎儿大脑开始形成和发育，这个月孕妈咪要多吃补脑的食物。

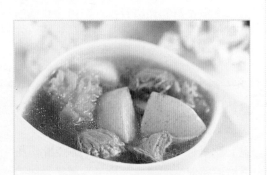

银耳香梨煲鸭

原材料 老鸭300克，香梨1个，银耳20克

调味料 生姜、盐、味精、鸡精各适量

做法 ①鸭斩段，洗净；香梨去皮，切块；银耳泡发后切小朵；生姜去皮，切片。②锅中加水烧沸后，下入鸭块稍焯去血水，捞出。③将鸭块、香梨块、银耳、姜片一同装入炖盅内，加入适量清水，隔水炖40分钟后调入盐、味精、鸡精即可。

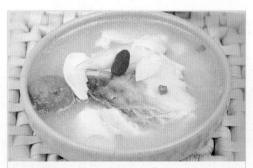

润肺鱼片汤

原材料 草鱼肉200克，水发百合10克，干无花果4颗，马蹄（罐装）5颗

调味料 盐5克，香油3克

做法 ①将草鱼肉洗净切片，水发百合洗净，干无花果浸泡洗净，马蹄稍洗切片备用。②净锅上火倒入水，调入盐，下入草鱼肉、水发百合、干无花果、马蹄煲至熟，淋入香油即可。

香油玉米

原材料 玉米粒300克，青、红椒各20克

调味料 盐3克，香油8克，味精2克

做法 ①将青、红椒洗净去蒂、去籽，切成粒状。②锅上火，加水烧沸后，将玉米粒下入稍焯，捞出，盛入碗内。③玉米碗内加入青、红椒粒和所有调味料一起拌匀即可。

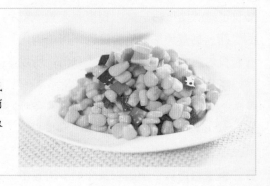

孕期检查与疾病预防

孕5月，胎儿生长发育迅速，快速增大的子宫可能会对孕妈咪的健康产生一定影响。孕妈咪要定时做好常规检查，并注意疾病的预防。

❶ 进行第二次产检

孕妈咪从怀孕开始，直到生产为止，会经历各种大大小小的检查项目。孕妈咪只有按时做产检，日后才能将胎儿顺利产出。不可因人为疏忽或刻意不来，而影响自身及胎儿的安危。

孕5月，孕妈咪要进行第二次产检了。这时的复诊，是为了了解前次产前检查后有何不适，以便及早发现高危妊娠，即在妊娠期有某种并发症或致病因素可能危害母婴健康或导致难产。

这次产检的主要项目有：

测量宫高、腹围： 孕妈咪做产前检查时每次都要测量宫高及腹围。

尿常规检查： 提示有无妊娠高血压等疾病的出现。

浮肿检查： 怀孕达到20～24周的孕妈咪如果出现下肢浮肿，指压时有明显凹陷，休息后浮肿不消退时，建议赶紧测量血压，以防妊娠高血压综合征。

唐氏筛查： 能够检测出胎儿是否有出生缺陷，比如：唐氏综合征、神经管缺陷或其他染色体异常等。方法简单，损伤小。

听胎心音： 听到胎心音即可表明腹中的胎儿为活胎，医生听到胎心的跳动后才会开出一系列化验单。

❷ 孕中期见红后怎么办

见红，是指阴道出现少量血性分泌物，类似于月经初期或末期的出血量，出血的颜色可能呈粉色、红色或褐色。孕中期见红是指孕妈咪于常会有少量的阴道出血和腹部下坠感，但因为此症状常发生在怀孕中期，且你并不会感到强烈的子宫收缩，所以疼痛感也不明显。孕中期阴道发生出血情况的原因有：前置（或低置）胎盘、胎盘早剥、先兆流产、宫颈炎症出血及凝血异常等。

阴道出血量视流产类型而异，多数孕妈咪伴有下腹阵发性坠痛；随着病情的发

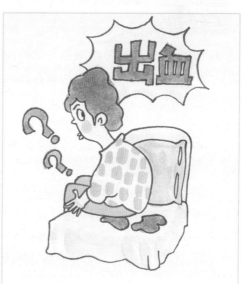

◎孕中期出现见红情况时，应考虑可能是疾病的影响，孕妈咪应及时前往医院查看。

展，阴道出血可逐渐增多，同时会出现腹痛次数增加，程度加重，腹部感到寒冷，有时感觉不到胎动等症状。

出现见红情况时，你应该及时到医院进行检查，不可随便买保胎药，因为一些保胎药容易引起流产。此外，在生活上也要进行调整，忌过度的性生活，忌过食巧克力、辣椒、桂圆等热性、刺激性食物或火锅。

❸ 什么是胎动

胎动，指胎儿在子宫腔里活动时冲击到子宫壁的动作，如胎宝宝伸手、踢腿等。怀孕满4个月后，即从第5个月开始母体可明显感到胎儿的活动。胎动次数的多少、快慢、强弱等情况反映出胎儿在宫内的安危。胎动正常，表示子宫胎盘功能良好，输送给胎儿的氧气充足，胎儿在子宫内生长发育健康，很愉快地活动着。胎动异常，则表明胎宝宝有危险，应及时就医求诊。

如果你是第一次怀孕，你可能会在18~20周时，第一次感觉到胎动。刚开始的胎动若有若无，像是蝴蝶在扇动翅膀似的。慢慢地，你就会感觉到宝宝的胎动变得越来越有劲，也越来越有规律了。随着宝宝的发育，你会感觉到宝宝胎动时的拳打脚踢，胎动的幅度也会变得越来越有力。

胎动的次数并非恒定不变，妊娠28~38周是胎动活跃的时期，以后稍减弱，直至分娩。妊娠月份，每日时辰，羊水多少，孕妈咪的运动、姿势、情绪以及强声、强光和触摸腹部等，都可引起胎动的变化。

♥ 给孕妈妈来点"孕"动力

运动可以保持体能、稳定情绪，更重要的是通过运动，可以增强与分娩相关肌肉与关节的力量，为孕妈咪在自然分娩时提供更大的助力，使宝宝出生更顺利。

❶ 孕中期宜进行慢跑运动

进入怀孕中期，孕妈咪根据自己的体质、平时锻炼习惯和孕期具体情况，选择合适的运动方式，并适度加大运动量。

慢跑就是一项非常适合孕中期孕妈咪进行的运动方式。这是因为慢跑属于有氧运动，它有一定强度、需要持续一定时间，而不会过度消耗摄入氧气，能起到加强孕妈咪心肺功能的作用，还能促进身体对氧气的吸收，对孕妈咪及胎儿都有直接的益处。另外它还能加强血液循环，增加肌肉力量，消除背痛、腰痛、增加身体耐力而为分娩做准备；还可起到调节血压、血糖、控制体重过度增加等作用。

孕中期慢跑还可以抑制脂肪的产生，在传统的"养胎"宝典里面，很多都提倡孕妈咪多休息，由此造成很多超重的孕妈咪。而慢跑就可以适当地减少这样的现象，让胎宝宝不会因为母亲体内能量多而过分吸收导致胖宝宝的出生。

需要注意的是，孕妈咪运动时，应控制运动量的大小，以稍感劳累为限。如果怀孕前没有运动习惯的孕妈咪不要勉强自己去运动。同时应避免挤压和剧烈震动腹部，如急跑、跳跃、举重等剧烈运动要绝对禁止，以免引起早产或流产。

② 孕5月需加强肩颈和踝关节运动

孕中期孕妈咪负担开始加重，需进行一些增强关节力量和灵活性的练习，减轻孕妈咪的负担，提升孕妈咪的承受力。

（1）训练肩颈的方法

①盘腿，两手放在膝盖上，伸直腰板，脸朝前方。然后脖子向左向右歪至45度，使其颈部和腰部有紧绷感。

②以①为基本姿势，背部和头部向前倾，直至接触地板。

③结束前面两个动作后，伸直腰板，双手不离膝盖。及时调整呼吸，反复地吸气、呼气。

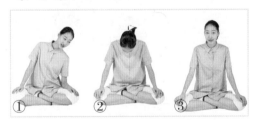

（2）训练踝关节的方法

①双手向后撑地，重心移至双手，两腿并拢伸直。这时伸直背部和颈部，脸朝前方，脚趾使劲往下压。

②保持①的基本姿势，脚趾朝腿方向伸直。反复做①的动作。

功效：加强关节的灵活性，以及关节韧带的弹性和力量，减轻肩颈劳累，避免足、脚踝扭伤。

③ 孕5月需加强腹背肌运动

孕5月胎儿重量增加，直接会加强腹背肌的承重，使得孕妈咪出现腰背痛等不适，还能增强腹背肌力，帮助生产过程顺利进行。

（1）训练腹背肌的方法

①挺直背部，盘腿而坐，两臂上举，掌心相对，深呼吸，手臂向上伸展。

②十指交叉，手臂向外翻转，掌心朝外，身体向右侧弯曲伸展。

③身体再向左侧弯曲伸展。每天早晚各做3分钟。

功效：加强腹背肌运动，可松弛腰关节，增强背部力量，伸展盆骨肌肉，帮助两腿在分娩时能很好地分开，顺利娩出胎儿。

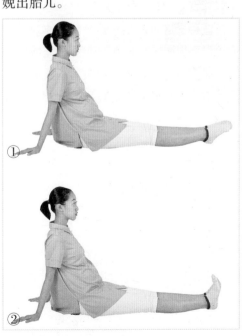

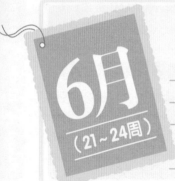

6月
（21～24周）

孕6月，孕味十足的美好时光

◎孕6月，孕妈咪的子宫变得更大，进入了安全的孕中期。此时，孕妈咪要好好利用这段时间，加强营养，增强体质，为将来分娩和产后哺乳做准备。另外，不管现在孕妈咪感觉有多好，都不可对自己和胎宝宝的健康掉以轻心，以免因小失大。

❤ 收集妈妈和宝宝的第一手情报

孕6月，子宫进一步增大，孕妈咪已经变得孕味十足。下面我们一起再了解一下孕妈咪和胎宝宝的其他变化。

❶ 孕妈咪的身体变化

孕6月，身体变化更加明显，表现出孕妈咪特有的状态。

体重： 这时的孕妈咪身体越来越重，大约以每周增加250克的速度在迅速增长。

子宫： 子宫进一步增大，子宫底已高达腹部，孕妈咪自己已能准确地判断出增大的子宫。

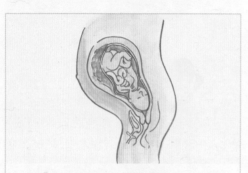

◎孕6月，孕妈咪腰部开始明显增粗，变得孕味十足。

乳房： 乳房越发变大，乳腺功能发达，挤压乳房时会流出一些黏性很强的黄色稀薄乳汁，内衣因此容易被污染。

体型变化： 腰部开始明显增粗，由于子宫增大和加重而使脊椎骨向后仰，身体重心向前移，由此出现孕妈咪特有的状态。由于身体对这种变化还不习惯，所以很容易倾倒，腰部和背部也由于对身体的这种变化不习惯而特别容易疲劳，孕妈咪在坐下或站起时常感到有些吃力。

❷ 胎宝宝的发育状况

宝宝在妈妈的子宫中占据了相当大的空间，身体的比例开始匀称。这时候的宝宝皮肤薄而且有很多的小皱纹，浑身覆盖了细小的绒毛。

胎长： 25～28厘米

胎重： 300～800克

四肢： 胎宝宝在子宫羊水中游泳并会用脚踢子宫，羊水因此而发生震荡。手指和脚趾也开始长出指（趾）甲。

器官：21周时，小宝宝的眉毛和眼睑清晰可见。22周时，皮肤依然是皱皱的，红红的，样子像个小老头。牙齿这时也开始发育了，主要是恒牙的牙胚在发育。21周的他（她）已经能够听到声音了。肺中的血管形成，呼吸系统正在快速地建立。宝宝在这时候还会不断地吞咽，但是他（她）还不能排便。

胎动：这时，如果子宫收缩或受到外力压迫，胎宝宝会猛踢子宫壁，把这种信息传递给妈妈。

❤ 细节让孕妈咪的生活更舒适

到了孕6月，大腹便便的你在日常生活中会有很多不方便的地方，要注意的地方也多了。以下就是一些生活中的小窍门，能让你的生活变得更安全和健康哦！

① 孕期宜采用左侧卧姿睡觉

由于心脏位于左侧，所以人的睡眠姿式以右侧为好，因为这样可以减少对心脏的压力。然而，对孕妈咪来说，情况正相反，应采取左卧的姿势。这样，不但有利于孕妈咪将来的分娩，而且有利于胎儿的生长发育。

如果孕妈咪这时采取仰卧位睡觉，可直接影响胎儿的营养和发育；增大的子宫还可能压迫下腔静脉，这时孕妈咪会出现胸闷、头晕、恶心、呕吐、血压下降等现象，医学上称为"仰卧位低血压综合征"。

而孕妈咪如果经常向右侧卧，有时会使子宫内膜处于紧张状态，内膜中营养子宫的血管受到牵拉会影响胎儿的氧气供应，造成宫内胎儿慢性缺氧，也会影响胎儿生长发育。

所以一般来说，左侧卧是孕妈咪的最佳睡姿。因为左侧卧能增加流向胎盘的血液和营养物质，有助于你的肾脏有效地将废物和废液排出体外。而这又会减轻你的脚踝、脚和手等部位的水肿。如果你早早地就锻炼自己左侧卧睡觉，等到后来肚子大起来时，入睡就会更容易了。

② 孕妈咪脸部按摩小秘诀

孕妈咪由于生理上的变化，孕中很可能出现面部皮肤粗糙、松弛，长黑斑和皱纹等现象。为了避免这种现象，你可以进行脸部按摩。

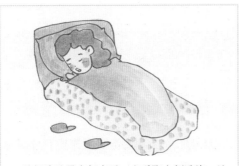

◎孕妈咪肚子大起来后，宜采取左侧卧姿，这样能增加胎盘的血液和营养物质，减轻水肿。

眼角按摩：用两手的手指自两边眼角沿着下眼眶按摩6圈，然后绕过眼眶，回到眼角处轻轻按一下。

脸颊部按摩：用双手的两指分别沿脸颊四周做大圈按摩，共按摩8圈，然后至太阳穴轻轻按一下。

❸ 孕妈咪不宜使用脱毛膏

爱美是女性的天性，孕妈咪同样也不例外。脱毛膏是很多女性在夏天必用的，

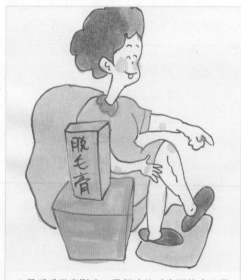

◎孕后受激素影响，孕妈咪的毛发可能会比孕期更明显，但不宜使用脱毛膏。

那么孕妈咪是否能用脱毛膏呢？

女性怀孕期间，体内雌激素和孕激素水平要比未怀孕时多，内分泌也会有细微变化，有些人怀孕后毛发可能会比往常明显。这时，绝对不能使用脱毛剂脱毛，也不宜用电针脱毛，可以用专用的脱毛刀刮除。这是因为脱毛剂是化学制品，会影响胎儿健康，而电针脱毛效果并不理想，电流刺激还会使胎儿受到伤害。

❹ 孕妈咪不宜穿牛仔裤

孕6月，孕妈咪的肚子已经非常明显，并突挺出来了。这时如果孕妈咪还保持穿牛仔裤的习惯，会增加孕妈咪外阴部和腹部与裤子的摩擦。加上很多牛仔裤都是紧身的，面料也不透气，因此可能使女性内分泌物不易排出，引起外阴炎和阴道炎等妇科疾病。

另外，盛夏时，牛仔裤的金属纽扣长时间和腹部皮肤接触，容易诱发接触性皮炎。因此，孕妈咪不宜穿牛仔裤。

💗 孕妈妈的营养卫士

随着胎儿的增大，孕妈咪所需的营养也需要增加。由于前一段时间出现妊娠反应，导致孕妈咪食欲不振，体内的营养摄入不足，本月就该好好地大补一下啦！

❶ 孕6月需重点补充的营养素

孕6月，由于胎儿的快速发育使孕妈咪的消耗增加，孕妈咪应该注意增加适当的营养，以保证身体的需要。

孕6月，孕妈咪体内能量及蛋白质代谢加快，对维生素B的需要量增加。由于此类维生素无法在体内存储，必须有充足的供给才能满足机体的需要，因此，孕妈咪在孕中期应该多多食用富含维生素B的瘦肉、肝脏、鱼、奶、蛋及绿叶蔬菜、新鲜水果等食物。

其次，此时胎儿机体和大脑发育速度加快，对脂质及必需脂肪酸的需要增加，所以孕妈咪还可吃些花生仁、核桃仁、葵花子仁、芝麻等油脂含量较高的食物。

此外，孕妈咪还要注意铁元素的摄入，避免贫血。应多吃含铁丰富的菜、蛋和动物肝脏等，以防止发生缺铁性贫血。

❷ 改善宝宝将来偏黑肤色的饮食

有的父母肤色偏黑，生出来的宝宝通常也会偏黑。如果孕期孕妈咪多吃一些富含维生素C的食物，将会对宝宝的肤色有一定的改善作用。因为维生素C对皮肤黑色素的生成有干扰作用，从而可以减少黑色素的沉淀，日后生下的婴儿皮肤会白嫩细腻。

这类含维生素C丰富的食物有西红柿、葡萄、柑橘、菜花、冬瓜、洋葱、大蒜、苹果、刺梨、鲜枣等蔬菜和水果，其中尤以苹果为最佳。

❸ 改善宝宝粗糙肤质的饮食

如果父母皮肤粗糙，为了改善肚子里胎宝宝的肤质，孕妈咪可以尝试多食用一些富含维生素A的食物。因为维生素A能保护皮肤上皮细胞，使日后孩子的皮肤细腻有光泽。

富含维生素A的食物有动物的肝脏、蛋黄、牛奶、胡萝卜、西红柿以及绿色蔬菜、水果、干果和植物油等。

❹ 改善宝宝发质的饮食

如果父母头发早白或者略见枯黄、脱落，孕妈咪可适量多吃些含有维生素B族的食物，以改善胎宝宝的头发状况。

富含维生素B的食物有瘦肉、鱼、动物肝脏、牛奶、面包、豆类、鸡蛋、紫菜、核桃、芝麻、玉米以及绿色蔬菜，这些食物可以使孩子发质得到改善，不仅浓密、乌黑而且光泽油亮。

❺ 孕妈咪不宜用沸水冲调营养品

孕期孕妈咪经常食用的麦乳精、蜂乳精、多种维生素、葡萄糖等滋补营养品都是以炼乳、奶粉、蜜糖、蔗糖等为主要原料加工制作的，其中所含的各种营养素在高温下极易分解变质。

经有关部门试验证明，这类滋补营养品当加温至60～80℃时，其中大部分营养成分均分解变化。如果是用烧开的水冲饮这类滋补佳品，会大大降低其营养价值。因此，孕妈咪在冲调营养品时，最好将热水放至温热后，再用其冲调营养品。

❻ 孕妈咪适量进食巧克力可以降低先兆子痫的发生

先兆子痫是一种严重的孕期并发

症，通常在怀孕20周后发作。发病时，孕妈咪会血压突然升高，水肿加剧，出现头胀痛、眩晕、恶心、呕吐等症状。一项研究显示，每天食用一定量的优质黑巧克力可降低孕妈咪患先兆子痫的风险，并可预防妊娠高血压症。这是因为通过比较脐带血中可可碱的浓度发现，孕妈咪食用巧克力的比例和先兆子痫发生率有关。

可可碱是巧克力中一种重要的化学物质，能够起到利尿、促进心肌功能和舒张血管的作用。纯度越高的巧克力，也就是巧克力越黑，有益成分也越多。

另外，巧克力中一些其他成分也对人体有益，比如镁，可以起到降低血压的作用。因此孕妈咪可以适量进食一些优质巧克力以降低先兆子痫发生的风险。

❼ 孕妈咪不宜长期食用高脂肪食物

孕中期孕妈咪对营养的需求加强，需适量补充一些营养丰富的食物，以保证自身健康及优生的需要。但是在挑选食物时，应减少高脂肪食物的摄取，以免对身体健康造成危害。

这是因为孕妈咪长期摄入高脂肪膳食，不仅会堵塞动脉血管，还会损害大脑的功能，易造成听觉损害而导致听力减退。

孕妈咪在妊娠期由于能量消耗较多，而糖的贮备减少，这对分解脂肪不利，因而常因氧化不足而产生酮体，容易引发酮血症，导致孕妈咪出现尿中酮体、严重脱

水、唇红、头昏、恶心、呕吐等症状。医学家指出，脂肪本身虽不会致癌，但长期多吃高脂肪食物，会使大肠内的胆酸和中性胆固醇浓度增加，诱发结肠癌。同时，高脂肪食物能增加催乳激素的合成，易诱发乳腺癌，不利于母婴健康。

如果想控制体内的脂肪，使其不致过量，可以利用一些具有降脂作用的食物，"吃"掉体内脂肪。如葡萄、苹果、大蒜、韭菜、洋葱、冬瓜、玉米、燕麦、牡蛎、牛奶、香菇及富含纤维素、果胶及维生素C的新鲜绿色蔬菜、水果和海藻，诸如芹菜、青椒、山楂、鲜枣、柑橘以及紫菜、螺旋藻等，这些食物均具有良好的降脂作用。

❽ 孕6月健康食谱

孕6月时，胎宝宝体内也开始储备脂肪，孕妈咪宜适量加大脂肪的摄入量。

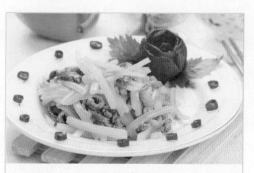

香芹肉丝

原材料 猪肉、芹菜各200克

调味料 盐3克，红椒15克，鸡精2克

做法 ①猪肉洗净，切丝；芹菜洗净，切段；红椒去蒂洗净，切圈。②锅下油烧热，放入肉丝略炒片刻，再放入红椒、芹菜，加盐、鸡精调味，炒熟装盘即可。

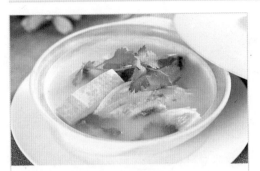

香菜豆腐鱼头汤

原材料 鳙鱼头450克，豆腐250克，香菜30克

调味料 姜2片，花生油10克

做法 ①鱼头去鳃，剖开，用盐腌2小时，洗净；香菜洗净。②豆腐洗净，沥干水，切块；将豆腐、鱼头两面煎至金黄色。③锅中下入鱼头、姜，加入沸水，大火煮沸后，加入煎好的豆腐，煲30分钟，放入香菜，稍滚即可，不用加盐。

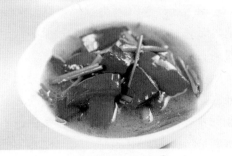

韭菜花炖猪血

原材料 韭菜花100克，猪血150克

调味料 姜1块，红椒1个，蒜10克，油15克，辣椒酱30克，豆瓣酱20克，盐5克，味精、鸡精各2克、上汤200克

做法 ①猪血切块，韭菜花切段，姜切片，蒜去皮切片，红椒切块。②锅中水烧开，放入猪红焯烫，捞出沥水。③油烧热，爆香蒜、姜、红椒，加入猪血、上汤及辣椒酱、豆瓣酱、盐、味精、鸡精煮入味，再加入韭菜花即可。

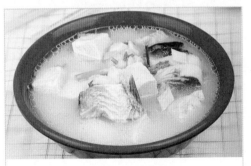

豆腐鱼头汤

原材料 鲢鱼头半个，豆腐200克

调味料 清汤适量，盐6克，葱段、姜片各2克，香油3克，香菜末5克

做法 ①将鲢鱼头治净，斩大块；豆腐切块备用。②净锅上火倒入清汤，调入盐、葱段、姜片，下入鲢鱼头、豆腐煲至熟，淋入香油，撒入香菜末即可。

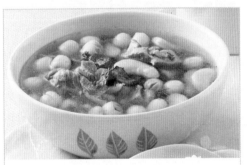

扁豆莲子鸡汤

原材料 扁豆100克，莲子40克，鸡腿300克，清水1500克

调味料 丹参10克，山楂10克，当归尾10克，盐2克，米酒10克

做法 ①全部药材放入棉布袋与1500克清水、鸡腿、莲子置入锅中，以大火煮沸，转小火续煮45分钟备用。②扁豆洗净沥干，放入锅中与其他材料混合，续煮15分钟至扁豆熟软。③取出棉布袋，加入盐、料酒后关火即可食用。

孕期检查与疾病预防

孕6月了，孕妈咪多数时候会感觉很正常，但有时也会出现一些异常感觉。这期间常见的异样感觉有的是正常的，有些则是疾病来临的信号，孕妈咪要多多注意，预防疾病的产生。

① 如何预防妊娠高血压综合征

孕妈咪高血压综合征，简称妊高症，是产科常见的问题之一，多数发生在妊娠5月后与产后两周，约占所有孕妈咪的5%，表现为孕期血压突然升高。大部分妊娠高血压只需观察，不会有太大的后遗症。但严重的常伴有蛋白尿或水肿出现，病情严重者会产生头痛、视力模糊、上腹痛等症状，若没有加以适当治疗，可能会引起全身性痉挛、昏迷甚至死亡，医学上称为"孕期先兆子痫"，也叫孕期血毒症。

妊娠高血压综合征的发病原因一般认为与遗传有关，当然也有其他原因，如营养不良，维生素C缺乏等。定期进行产前检查，可使妊娠高血压在早期就被检查出来，及早治疗，病情多半可以得到控制并好转。但如果没有对其进行治疗，它就会发展成先兆子痫，甚至更为严重的产前惊厥。偶尔直到分娩或者产后期，产前惊厥不会发生。有些时候，突然的血压升高也许不仅仅是对压力大的反映，而是真的产前惊厥发生了。因此，孕妈咪对在任何时期表现出的血压升高症状都应高度重视，

经常性检查不仅要检查血压，还要检查她们的尿蛋白、反射和血液的化学成分。

当患有轻微的妊娠高血压症时，治疗的重点是降低血压。有效的方法有，充分休息、改善饮食、坚持运动等，如果有需要，还可采取药物治疗。值得一提的是，充足地卧床休息可以预防疾病恶化，这是患有妊娠高血压症的孕妈咪必须谨记的。此外还要求孕妈咪对出现的危险征兆保持警惕，如突然出现严重的头疼、视力障碍、快速的心跳，或者右上部或中部腹部疼痛等，这些症状可能警告你病情正在加重，你应该立即寻找紧急的医疗护理。

② 积极预防胎盘早剥

胎盘早剥常发于妊娠5个月后或分娩期，正常位置的胎盘在胎儿娩出前，部分或全部从子宫壁剥离，称为胎盘早剥。孕妈咪患有胎盘早剥时，常会出现由间断性变为持续性的腹痛，外加腰酸背痛或恶心、呕吐、出汗、面色苍白、脉搏细弱、子宫硬、有压痛等种种不适，还伴有阴道流血。

胎盘早剥是一种妊娠期各种疾病的严重并发症，具有起病急、进展快的特点，若处理不及时，可危及母儿生命。国内报道的发生率为4.6‰~21‰，国外的发生率为5.1‰~23.3‰。妊娠中期容易发生胎盘早剥的病因尚不清楚，可能是由妊娠血管病变引起，也可能由外伤导致，特别是在

孕妈咪腹部直接受撞击或摔倒时腹部直接触地的情况下更宜发生。

由于胎盘早剥会危及母儿的安全，一经确诊，通常情况下医生会要求终止妊娠以防病情的恶化。因此，为了保住胎儿，对于胎盘早剥，孕妈咪必须引起注意，做好疾病的预防工作。首先要加强产前检查，积极预防与治疗妊娠期疾病，如妊高症。其次，要避免处于仰卧位及腹部外伤。再次，在胎位异常行外倒转术纠正胎位时，操作必须轻柔。

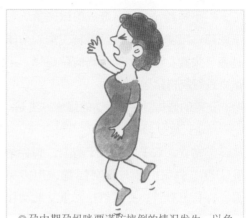

◎孕中期孕妈咪要谨防摔倒的情况发生，以免引发胎盘早剥。

给孕妈妈来点"孕"动力

到了妊娠6个月，孕妈咪和胎宝宝处于稳定期，孕妈咪应顺其自然地参加适量运动，可有助于分娩的顺利进行，并给婴儿的健康出生打下良好的基础。

① 开始进行凯格尔运动

凯格尔运动，又称会阴收缩运动。它以美国洛杉矶医生阿诺德·凯格尔的名字命名，是他在20世纪40年代推广了这项训练。

凯格尔运动是专门针对盆腔底部肌肉的加强运动，这些肌肉从耻骨后方向前方伸展，并包围阴道口和直肠，加强训练盆腔底部肌肉可以促进尿道和肛门括约肌的功能。这样做的结果，不但可以预防或治疗小便失禁，而且可以避免分娩时阴道组织撕裂，使分娩更轻松顺利。另外，凯格尔运动可以增加阴道肌肉的弹性与敏感度，让性生活更美满，还可防止大小便失禁。

盆底肌肉弹性是否良好，可以这样判断：小便时尿到一半的时候，试着看看能否忍住，停止排尿，如果能够很轻易、快速地做到，表示这部分的肌肉弹性很好。如果做不到，孕妈咪就可以试做几周凯格尔运动，就会看到成效显著。

② 凯格尔运动的自我练习要诀

凯格尔运动既是一种运动方式，也是一种物理治疗方法。自我进行凯格尔运动的练习，虽然不会产生严重的副作用，但是在学习运动前，最好还是先向医生或专业运动理疗师进行咨询，以免有不正确的适应证及其他需要先治疗的孕期疾病受到延误。

需要注意的是：患有神经性膀胱

（上、下神经元受损而造成的尿失禁）、下尿路口阻塞、严重骨盆器官脱垂、余尿过多、失智、精神病等疾病的孕妈咪，不适合进行凯格尔运动。

正确的修炼凯格尔运动的修炼方法是：

（1）第一阶段

①站立，双手交叉置于肩上，脚尖呈九十度，脚跟内侧与腋窝同宽，用力夹紧。保持五秒钟，然后放松。重复此动作二十次以上。

②简易的骨盆底肌肉运动可以有时有地进行，以收缩五秒、放秒的规律，在步行时、乘车时、办公时都可进行。

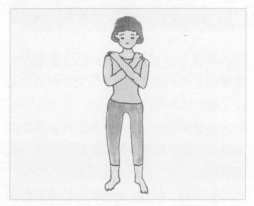

（2）第二阶段

①仰卧在床上，身体放松，双膝弯曲，专注于提肛收缩的动作；特别要注意的是双腿、双臀、以及腹肌都不能用力。

②收缩臀部的肌肉向上提肛。

③紧闭尿道、阴道及肛门（它们同时受到骨盆底肌肉撑），感觉像憋尿。

④保持骨盆底肌肉收缩五秒钟，然后慢慢的放松，五到十秒后，重复收缩。

每天做骨盆底肌运动1～2回，每回10分钟。运动的过程中，照常呼吸、保持身

体其他部份的放松。可以用手触摸腹部，如果腹部有紧缩的现象，则运动的肌肉为错误。

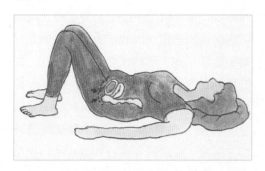

❸ 改善各种疼痛的伸展运动

日常有规律的伸展运动，可以帮助孕妈咪提高身体的灵活性，提高身体各部分的协调能力，还能预防肌肉和骨骼的坚硬和疼痛。

（1）伸展小腿——改善小腿抽筋与疼痛

左腿向后跨出一大步，在自己感觉舒适的范围内步子越大越好，左脚跟着地。身体前倾，右膝弯曲，把双手放在右大腿上。坚持20～30秒，换另一侧腿重做。

（2）伸展大腿——改善大腿酸疼

站姿，用左手抓住左脚，慢慢地向后弯曲抬升，会感觉到大腿的前面部分有伸拉的感觉。平衡能力不是很好的孕妈咪，可以用右手抓住椅背或扶墙。保持这个动作20～30秒，然后换另一侧做，重复练习2～3次。

（3）伸展手臂——改善手肘和手腕痛

站姿，右手弯曲，指尖向上，左臂伸直，置于右肘内侧，伸展左臂。坚持20～30秒，换边重做，重复练习2～3次。

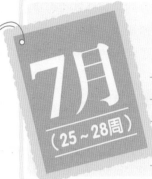

7月（25～28周）

孕7月，日渐蹒跚也幸福

◎孕25～28周为孕7月，这时期由于胎盘的增大、胎儿的成长和羊水的增多，孕妈咪的体重迅速增加，可能会引起行动不便，孕妈咪要特别注意安全，预防早产。孕七月的胎儿，发育还不完善，如果此时发生早产，对胎儿身体健康会有很大影响。

♥ 收集妈妈和宝宝的第一手情报

马上就要进入孕晚期了，离分娩已经不是很遥远，准爸妈应该认真地了解一下有关宝宝出生的知识了。

① 孕妈咪的身体变化

孕7月孕妈咪的身体仍处于快速变化期，腹部迅速增大，孕妈咪会很容易感到疲劳。

体重：如上所述，由于胎盘增大、胎儿的成长和羊水的增多，使孕妈咪体重迅速增加，每周可增加500克。

子宫：宫底上升到脐上1～2横指，子宫高度为24～26厘米。

乳房：乳房此时偶尔会分泌出少量乳汁，这是正常的。

皮肤变化：肚子上、乳房上会出现一些暗红色的妊娠纹，从肚脐到下腹部的竖向条纹也越加明显。

呼吸变化：新陈代谢时消耗氧气的量加大，孕妈咪的呼吸变得急促起来，在活动时容易气喘吁吁。

心脏变化：胎儿日渐增大使孕妈咪的心脏负担逐渐加重，血压开始升高，心脏跳动次数由原来65～70次/分钟增加至80次/分钟以上，所以孕妈咪易出现相对性贫血。

妊娠反应：有些孕妈咪这时会感到眼睛不适，怕光、发干、发涩，这是比较典型的孕期反应，可以使用一些消除眼部疲劳，保持眼睛湿润的保健眼药水，以缓解不适。

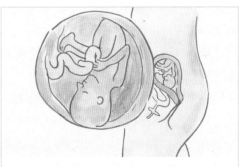

◎孕7月，孕妈咪的身体仍在快速变化着，感觉是一天一个样。

❷ 胎宝宝的发育状况

这时候是胎宝宝大脑发育的高峰期，孕妈咪在此时别忘多吃些健脑的食品如核桃、芝麻、花生等。

胎长：28～38厘米

胎重：800～1200克

四肢：胎宝宝的四肢已经相当灵活，可在羊水里自如地"游泳"。

器官：满面皱纹酷似沧桑的老人，皮肤皱纹会逐渐减少，皮下脂肪仍然较少，有了明显的头发。男孩的阴囊明显，女孩的小阴唇、阴核已清楚地突起。脑组织开始出现皱缩样，大脑皮层已很发达，开始能分辨妈妈的声音，同时对外界的声音是喜欢还是厌恶能有所反应；感觉光线的视网膜已经形成；有了浅浅的呼吸和很微弱的吸吮力。

胎位：胎位不能完全固定，还可能出现胎位不正。

胎动：这时的宝宝几乎占满了整个子宫，随着空间越来越小，胎动也在减弱。值得注意的是，孕妈咪腹部出现的每天1～5次不等的阵发性跳动不同于胎动，实际上是胎儿在呃逆。胎儿打嗝是正常现象，宝宝在吞咽羊水，也是他在"练习"呼吸动作，不必担心。

💛 孕妈妈需要注意的小细节

孕7月，胎儿各器官系统的结构和功能已经基本发育完善，对外界有害因素刺激已不那么敏感，孕妈咪可以好好享受一下孕期生活了。

❶ 了解什么是围生期

围生期是指产前、产时和产后的一段时期。期间孕妈咪经历了妊娠、分娩和产褥期三个阶段，胎儿经历了发育、成熟和出生后独立生活的复杂变化。

在国际上，围生期的计算方法有4种：妊娠满28周到出生后1周；妊娠满28周至出生后4周；妊娠满20周至出生后4周；从胚胎形成至出生后1周。我国则采用第一种方法，此时期内的胎儿和新生儿称为"围生儿"。而围生医学又称为"围产医学"，是20世纪70年代发展起来的新学科，它的特点是将孕妈咪和胎儿作为一个统一整体进行研究和管理，涉及胚胎学、遗传学、生殖医学、产科学、放射学、优生学、新生儿学等多学科。围生期保健的宗旨是婴儿优先、母亲安全，目的是降低孕产妇和围生儿死亡率，降低远期缺陷和伤残率，提高人类的健康素质。

孕妈咪进入围生期后，儿科医生也开始管理胎儿了。虽然，满7个月的早产儿在经验丰富的产科、儿科专家的配合下，经过及时的抢救以及良好的护理已经大部分能够存活，但是，毕竟妈妈和宝宝还没有进入孕晚期，胎儿的发育只是初具规模，还有大量的工作没有做，所以，这个

月预防早产仍然是关键。没有哪个妈妈希望孩子早产，因为越小的早产儿越容易发生各种疾病和夭折。

❷ 孕晚期可以过性生活吗

进入孕晚期，孕妈咪的腹部突然膨胀起来，会感到腰痛，懒得动弹，性欲减退。此阶段胎儿生长迅速，子宫明显增大，对任何外来刺激都非常敏感。子宫在孕晚期容易收缩，因此要避免给予机械性的强刺激。

对于丈夫来说，从这个月到孕妈咪分娩前的时间是最应该忍耐和克制的时期，与妻子的接触只限于温柔地拥抱和亲吻，禁止具有强烈刺激的行为。为了不影响孕妈咪和胎儿的健康，夫妻间不但要学会克制情感，而且最好分睡，以免产生不必要的性刺激。若一定要有性生活，必须节制，并注意体位，还要控制性生活的频率及时间，动作不宜粗暴。而且在临产前1个月，需绝对禁止性生活。

❸ 孕期怎样洗澡更健康

现在人们洗澡通常采用淋浴的比较多，对孕妈咪来说，更需如此。一般怀孕以后不主张盆浴或坐浴，否则，浴后的脏水有可能进入阴道，而此时孕妈咪阴道的防病力减弱，就容易引起宫颈炎、阴道炎、输卵管炎等，或引起尿路感染，使孕妈咪出现畏寒、高热、腹痛等症状，甚至发生宫内或外阴感染而引起早产。这样势必增加孕期用药的机会，也给畸胎、早产创造了条件。因此，孕妈咪不要坐浴，更不要到公共浴池去洗澡。同时，不要让热水长时间冲淋腹部，以减少对胚胎的不良影响。

在怀孕的中后期，孕妈咪的肚子较大，重心不稳，容易滑倒，所以必须坐在有靠背的椅子上淋浴，以免跌倒。如果你体质较弱特别容易疲劳，可以在家里偶尔选择坐浴的方式，但一定要注意保证浴缸和水的清洁。若在你确实特别累的情况下，淋浴时请准爸爸陪护也是不错的选择。

♥ 孕妈妈的营养卫士

孕7月，胎儿体内需要贮存的营养素增多，孕妈咪对营养的需要也达到高峰。为此，供给孕妈咪的饮食应做到多样化，以扩大营养素来源，保证营养素和热量的供给。

❶ 调整孕晚期饮食结构

进入孕晚期，孕妈咪对营养需求较大，但是在饮食上也要注意：适当减少饱和脂肪和碳水化合物的摄入，不要吃太多主食，以免胎儿过大，影响分娩。同时，要保证充足、均衡的营养，必须充分摄取蛋白质，适宜吃鱼、瘦肉、牛奶、鸡蛋、豆类等。另外要吃新鲜的蔬菜和水果，补充各种维生素和微量元素。日常饮食以清淡为佳，忌吃咸菜、咸蛋等盐分高的食品。水肿明显者要控制每日盐的摄取量，限制在2～4克。忌用辛

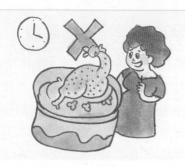

◎在妊娠过程中，不要抑制食欲，但最好少吃动物性脂肪和富含盐分的食品。

辣调料，适当补充钙元素。

因为孕晚期是胎儿大脑细胞增值的高峰期，而供给充足的必需脂肪酸是满足大脑发育的必要条件。多吃海鱼则有利于孕妈咪必需脂肪酸的供给。孕妈咪还是适当摄入一些粗粮，因为粗粮中富含维生素B₁，如果缺乏则容易引起呕吐、倦怠，并在分娩时子宫收缩乏力，导致产程延缓。

② 孕妈咪不宜食用霉变食品

当孕妈咪食用了被霉菌毒素污染的农副产品和食品，不仅会发生急性或慢性食物中毒，甚至可殃及胎儿。因为在孕晚期，胎位的各器官功能不完善，特别是肝、肾的功能十分低弱，霉菌毒素都会对胎儿产生毒性作用，导致胎儿停止发育而发生死胎、早产。

另一方面，大量医学研究资料证实，在胎儿期霉菌毒素是一种强致癌物质，可使母胎患肝癌、胃癌等癌症。此外，若母体因食品中毒而发生昏迷、呕吐等症状，极不利胎儿的正常生长发育。

③ 孕妈咪不宜只吃精制米面

在妊娠过程中，孕妈咪所需碳水化合物的主要来源就是米面，米、面中含有的人体所必需各种微量元素，如铬、锰、锌等。但人体所需的其他微量元素，如维生素B₁、维生素B₆、维生素E等，在米面精制加工过程中常常会损失掉。这些元素虽然在人体内占的比重极小，但却是人体中必不可少的，一旦供应不足便可产生一系列疾病。如果孕妈咪偏食精米、精面，孕妈妈和宝宝不仅会营养不良，还会出现贫血、代谢障碍等疾病。

因此，孕妈妈在生活中要注意不偏食，少吃精制大米和精制面等，尽可能以未经细加工过的食品，或经部分精制的食品作为热量的主要来源。

④ 孕7月健康食谱

从孕7月起，孕妈咪血容量及心脏负担逐步增加，这期间的食物宜偏淡些。

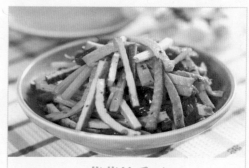

芹菜炒香干

原材料 香干300克，芹菜200克

调味料 姜末5克，蒜末8克，味精5克，盐5克，干椒20克

做 法 ①香干洗净切条；芹菜洗净切段；干椒剪成小段。②锅加油烧热，下姜末、蒜末、干椒段炒香，放香干炒至水分干，再下芹菜炒匀，加盐、味精调味，炒至入味即可。

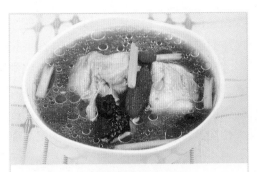

熟地鸭肉汤

[原材料] 鸭肉300克，枸杞子10克，熟地5克

[调味料] 精盐5克，葱、姜片各3克

[做 法] ①将鸭肉洗净斩块氽水，枸杞子、熟地洗净备用。②净锅上火倒入水，调入精盐、葱、姜片，下入鸭肉、枸杞子、熟地，煲至熟即可。

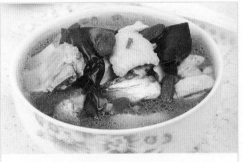

排骨海带煲鸡

[原材料] 嫩鸡250克，猪肋排200克，海带结100克，枸杞2克

[调味料] 精盐少许，味精2克，葱、姜各3克，香菜4克

[做 法] ①将嫩鸡斩块，猪肋排洗净剁块，海带结洗净，枸杞洗净备用。②净锅上火，倒入油、葱、姜炒香，下入海带翻炒几下，倒入水，加入鸡块、排骨、枸杞，调入精盐、味精、小火煲至成熟，放入香菜即可。

孕期检查与疾病预防

　　妊娠7个月，孕妈咪的孕程进入最后阶段，为了顺利生产和避免早产，孕妈咪需做好心理、生理上的防护准备。这个月的孕检中会有一些新的项目，产检的频率也有所调整，28周前每4周检查一次，28周始每2周检查一次。

❶ 如何对待妊娠水肿

　　妊娠水肿是孕妈咪的一种常见病症，一般多发生在怀孕6个月以后。如在妊娠晚期，仅见脚部浮肿，且无其他不适者，多是由于胎盘分泌多种激素所致，这是孕妈咪常见的一种病理生理现象，可不必作特殊治疗，多在产后自行消失，对胎儿的

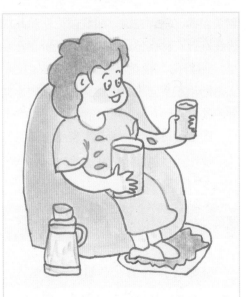

◎孕妈咪可采用饮水疗法来纠正胎位不正，成功率比较高。

生长发育及母体的健康影响不大。但不管是任何原因引起的水肿，都应先查清楚原因，再视孕妈咪的情况安排。毕竟，确认病因是治疗疾病的最重要步骤。

如果是因激素因素引起的水肿，如黄体素、醛固酮、女性激素都会造成水肿，这类型的水肿大多属于正常性质，通常较不严重，产后会自行消失。

倘若水肿的原因是源自于疾病，治疗疾病便能医治水肿。

若有情绪性的因素的话，可做一些舒压引导及情绪治疗，倾诉、拥抱、哭泣都是可以尝试的方法。孕妈咪本身对被疼爱与被体谅、了解的需求会比较大，伴侣与家人一定要给予更大的包容和耐心。

❷ 如何改善胎位不正

羊水中的胎儿，由于头比身体重，所以胎儿呈头下臀上的姿势。正常的胎位是胎头俯曲，枕骨在前，叫枕前位；胎儿横卧在宫腔，称横位；臀在下方，坐在宫腔里，叫臀位。横位和臀位，都叫胎位不正。即使胎头向下，但胎头由俯曲变为仰伸或枕骨在后方，也叫胎位不正。

胎位不正将给分娩带来程度不同的困难和危险。一方面，胎位不正可能会导致产程延长，而产程延长时软组织有可能因被压过久而缺血水肿，易使产道发生损伤。另一方面，胎位不正的情况下分娩常需要手术助产，进而增加了孕妈咪出血及感染机会。更重要的是，胎位不正使产程延长及手术助产，使胎儿受损伤的机会随之增多，胎儿及新生儿死亡的概率也增加。故早期纠正不正胎位，对难产的预防有着重要的意义。妊娠28周以前，因为羊水量相对较多，胎位多不固定，大多数臀位者日后多能自动地转成头位。

如果在妊娠28～32周仍为臀位者，可以采用膝胸卧位进行纠正。膝胸卧位可以帮助胎臀退出盆腔，借胎儿重心的改变增加胎儿转为头位的机会。做膝胸卧位之前孕妈咪应解小便并且松解裤带，每日2～3次，每次10～15分钟，1周后复查。

还有一种纠正异常胎位的简便方法是饮水疗法。孕妈咪连续3天饮加白糖的凉开水，每杯200毫升，每小时饮一次，纠正胎位异常的成功率可达70%。此法亦可治疗羊水过少。

应该注意的是，无论采用哪种方法纠正胎位异常，都必须以羊水量正常为先决条件。因此，在纠正胎位之前，可借助B超监测羊水量是否正常。

♥ 孕妈咪的阳光"孕动"

妊娠到了7个月，孕妈妈每天保持一定的运动量，可增加血液循环，加强心肺功能，有助于顺利分娩，也会给婴儿的健康出生打下良好的基础。

❶ 孕晚期宜进行慢节奏的运动

妊娠七月已经临近预产期了，孕妈咪身体负担很重，不宜进行过于劳累的活动，运动时间最好不超过15分钟。所有的运动都要以慢速进行，最好以散步为主。在散步的同时，还可以加上静态的骨盆肌肉和腹肌的锻炼，既可以为分娩做准备，还能促进宝宝的发育。此时，孕妈咪可以进行一些慢动作的健身体操，像简单的伸展运动，可坐在垫子上屈伸双腿；平躺下来，轻轻扭动骨盆；身体仰卧，双膝弯曲，用手抱住小腿，身体向膝盖靠等简单动作。做健身操时间不宜过长，不要劳累。

需要特别提醒孕妈咪的是，无论在哪个时期进行运动，在运动过程中都要注意自我控制，随时观察自己的脉搏、体温，如果出现头晕、气短，宫缩频率增加，某个部位疼痛，阴道突然有血丝或大量流血，要马上停止运动，如果症状不能缓解，要尽快去医院检查。另外，孕妈咪一定要避免强烈的腹部运动，也要避免做和别人有身体接触的运动，以免被碰撞。而且孕妈咪不能进行跳跃性的或者需要冲刺的运动，要避免做快速爆发的运动，如打羽毛球、网球，骑马或者潜水等运动。孕妈咪在运动时还要注意保暖，要穿宽松的衣服，合脚的平底鞋；选择空气清新，氧气浓度高，尘土和噪音都较少的环境，这对腹中的宝宝和孕妈咪都有好处。

❷ 散步前后的热身运动

在妊娠过程中，由于身体不便，无法自由地活动很多肌肉。散步本身是有利于妊娠的运动，但是如果在散步前后适当地热身，就能取得更好的运动效果。另外，如果在散步后慢慢地放松全身，也能完美地完成妊娠运动。

①一只手放在背后，然后用另一只手轻轻地抱住头部，并慢慢地放松肩部等部位的肌肉。

②前后分开双腿，然后向前移动上身，向前弯曲前腿，并伸直后退，改变双腿的位置，然后用同样的方法运动。

③向上伸直双臂，然后交叉手指。在这个状态下，向左右前后慢慢地活动上身。此时，必须注意防止摔倒。

④站立或坐在椅子上，交替地向前伸直或弯曲双腿。在散步后，该动作能消除腿部的疲劳。

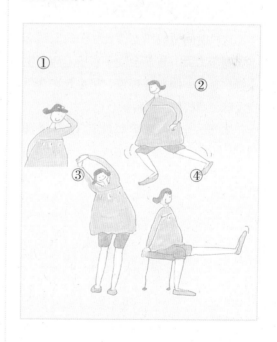

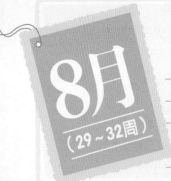

8月
(29~32周)

孕8月，坚持吧，幸福就在眼前

◎进入孕8月，孕妈咪的子宫向前挺得更为明显，身体也越来越笨重，经常会给孕妈妈带来诸多不舒服。孕妈咪此时宜多与其他孕妈咪和有经验的女性交流，多学一些孕产知识和生活保健常识，让自己生活得更舒适，从而保持积极的心态，促进健康。

♥ 孕妈妈与胎宝宝的新变化

进入妊娠晚期，胎儿不断增大，各种不适也接踵而至。此时孕妈咪可适当的参加些分娩课程，多了解些相关的内容，这样可让自己踏实些，心情会舒畅些。

① 孕妈咪的身体变化

这段时间孕妈妈支撑大肚子的双腿会感受到压力大，胃部会受子宫压迫而产生心悸、恶心、腹胀等现象，早晨起床会手指发麻，孕妈妈应多呵护自己。

体重： 这个月孕妈咪的体重增加1300~1800克，每周增加500克也是很正

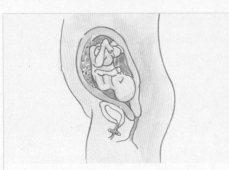

◎进入孕晚期，胎儿发育迅速，孕妈咪的身体变化也更大。

常的。

子宫： 子宫向前挺得更为明显，子宫底的高度已经上升到25~27厘米。

乳房： 乳房高高隆起，乳房、腹部以及大腿皮肤上的一条条淡红色的花纹明显增多，并且，由于激素的作用，乳头周围，下腹、外阴部的颜色日渐加深。

尿频尿急： 随着子宫的增大，腹部、肠、胃、膀胱，受到轻度压迫，孕妈咪常感到胃口不适，有尿频的感觉，排尿次数也增多了。

胀气便秘： 经常出现便秘和烧心感，前一天脸和腿的浮肿并未消失。

骨骼反应： 孕妈咪的骨盆、关节、韧带均出现松弛情况，若过分松弛可引起关节疼痛；耻骨联合可呈轻度分离，主要是受孕激素的影响。此外，孕妈咪极易出现腰酸症状。

呼吸变化： 会觉得胸口上不来气，甚至需要用肩来协助呼吸。

妊娠反应： "妊娠纹"明显多了。一

些人脸上也开始出现"妊娠纹"，有的人出现皮肤褐斑或雀斑，多在颜面部位，如耳朵、口周、额头等处的皮肤。孕妈咪现在身体变得沉重，特别懒得活动。

❷ 胎宝宝的发育状况

胎儿此时大脑发育迅速，头也在增大，听觉系统发育完成，对外界刺激反应也更为明显。宝宝的生殖器发育也接近成熟。

胎长：约44厘米

胎重：1200～2000克

四肢：手指甲发育得已很清楚。身体和四肢还在继续长大，最终要长得与头部比例相称。

器官：眼睛时开时闭地辨认和跟踪光源。听觉神经已经发育完成，对声音开始有所反应。胎儿已经长出一头的胎发。皮肤的触觉已发育完全。肺和胃肠功能已接近成熟，已具备呼吸能力，能分泌消化液。男孩的睾丸这时正在从肾脏附近的腹腔，沿腹沟向阴囊下降的过程中，女孩的阴蒂已突现出来，但并未被小阴唇所覆盖。胎儿皮肤由暗红变浅红色。

胎动：胎儿动得次数比原来少了，动作也减弱了，再也不会像原来那样在孕妈咪的肚子里翻筋斗了。

♥ 孕妈妈需要注意的小细节

在孕8月以后，胎儿生长迅速，孕妈妈子宫增大很明显，对任何外来刺激都非常敏感，孕妈妈要多多注意，发生不适时要及时调整。

❶ 进行心理调适很有必要

孕晚期孕妈咪各种负面情绪的发生率依次为情绪不稳定、紧张焦虑、易哭、心悸不安、忧郁、易激惹。

孕晚期认知障碍问题的发生率依次为生活空虚、自责、猜疑等。其他还有性兴趣减退、能力减退、思考困难、兴趣丧失、决断困难，以上各项内容绝大部分与产后抑郁的发生有关。孕晚期过度焦虑不但可以影响胎儿的生长发育，也会使一些

孕期并发症的发生率增加，如妊娠期高血压综合征、早产等。

孕晚期应注意孕妈咪情绪、认识和态度等方面的变化，及时给予心理咨询并通过生物肌电反馈仪进行心理干预。对她们提供有关妊娠、分娩的知识，改善她们的认知方式，恢复自我认知能力，调动其主观能动性，以更好地适应环境，保持身心的健康和谐。

❷ 如何改善孕晚期睡眠障碍

到了孕晚期，即使是孕早期睡眠很好的孕妈咪也会受到失眠的困扰。许多孕妈咪由于多种原因而无法安眠，要针对不同因素导致的睡眠困扰采取不同的对策。

首先，激素水平的改变是导致孕妈咪出现睡眠障碍的原因之一。体内激素的改变会使孕妈咪在精神上和心理上都比较敏感，对压力的耐受性降低，导致忧郁和失眠的发生。此时，学会压力转换，自我进行心理的调适以及家人的关怀对于稳定孕妈咪情绪十分重要。孕妈咪应学会给自己心理减压，也可以参加准父母学习班，与班上的孕妈咪、老师交流。

其次，腹部增大、胎动频繁、腰背疼痛等也可能导致孕妈咪出现睡眠障碍。这时，医生大多建议孕妈咪采取左侧卧位睡眠，实际上没有一个人能够一夜保持一个姿势睡眠，孕妈咪不必这样严格要求自己，只要避免仰卧位睡眠就可以了。左右侧交替侧卧，可以缓解背部的压力。另外，将枕头放在腰部下方或夹在两腿中间会舒服些，将被子、摞起来的枕头垫在背后也会减轻背部的压力。现在母婴用品市场上有不少孕妈咪专用枕，可以向医生咨询后再挑选适合自己的类型。

此外，孕晚期生理变化，如尿频、气短、多梦等也会导致孕妈咪出现睡眠障碍。这时，除了注意饮食外，还应做到睡前不要做剧烈运动，应该放松一下神经，可以冲一个温水澡，喝一杯热牛奶；养成有规律的睡眠习惯，早起早睡；如果辗转反侧不能入睡，可以听听音乐、看看书，感觉疲劳就容易入睡了，第二天再午睡以补充睡眠。

❸ 孕晚期孕妈妈不宜再远行

由于妊娠晚期胎儿不断增大，子宫本身重量比妊娠前增加了20倍，加上胎儿、胎盘和羊水重量，整个子宫的重量有6千克左右。仰卧位时，增大、负重的子宫会压迫腹主动脉和下腔静脉。腹主动脉是孕妈咪体内血液供应的主要血管，一旦受压就会使心、脑等组织器官供血不足，进而产生上述综合征状。

所以，到了孕晚期，孕妈咪稍微走动或站得久一点都可能会给孕妈咪带来疲惫感。并且由于生理变化极大，孕妈咪对环境的适应能力也降低了，长时间的舟车劳顿会引起孕妈咪的诸多不适，如恶心、呕吐、食欲降低。因此这时候的孕妈咪不宜再远行。

♥ 孕妈妈的营养卫士

营养专家谈到，孕晚期胎儿生长速度最快，胎儿体内营养素储存速度也加快，因此孕妈咪的膳食要多样化，营养应全面平衡，在孕中期膳食基础上要增加各种优质蛋白质的摄入量。

❶ 减少添加剂危害的办法

孕妈咪要懂得保护自己，保护胎儿。而怎样将添加剂的危害减至最低，专家们也给出了以下建议。

看标签，食物的主要成分都写在标签上，购买前应仔细阅读。孕妈咪不要购买有大量人工合成添加剂或咖啡因的食品。

挑选正规厂家的产品。一些食品生产小作坊为了使食品色相好，往往超量使用添加剂。在大型超市购买食品。大型超市管理相对严格，有正规的进货渠道，国家相关部门会定期检查，因而大多能保证质量。

饮食上要注意尽量多吃新鲜蔬果，肉菜尽量自己做，减少食用在外加工的食品；多在家中就餐，减少在外用餐次数；可多食用香菇、胡萝卜、猪血等有利于排除毒素的食物；不要加入过多的味精、鸡精等调味品。

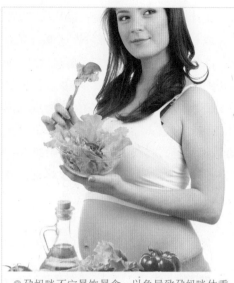

◎孕妈咪不宜暴饮暴食，以免导致孕妈咪体重大增，营养过剩。

❷ 如何识别假劣水果

水果富含维生素和微量元素，是孕妈咪补充营养的重要来源，但是现在市场上水果泛滥，如果选到不合适的水果，不仅不能为孕妈咪增添营养，反而会给孕妈咪带来不好的影响。因此，应让孕妈咪提高警惕，多了解一些水果方面的常识，这样可以防患于未然。

辨外形：看起来特别大的水果一般都不会好吃，催熟的水果还有个明显特征，那就是分量比较重。底部长尖的西红柿，个头较大、切开后中间却有空隙的西瓜就属于此类。

辨颜色：不要买颜色过于鲜艳、色泽十分统一的水果，这有可能是人工染色的结果。可以用纸或手擦拭一下，天然的水果不会掉色，作假的水果会掉色。上过石蜡的水果摸起来非常光滑，有油质感，用水难以洗掉。

闻气味：自然成熟的水果闻起来会有果香，催熟的水果则没有，甚至还有异味。有化学药品气味的水果很可能是用化学药水泡过的。

先尝后买：不要购买淡而无味或是吃起来有生味的水果。

❸ 冷冻食品的解冻

冷冻食品最忌反复解冻，这样的食品包装上常会出现严重的结霜或碎冰现象。选购时应以手轻压包装，以触感坚硬，没有结霜和碎冰者为佳。

肉类解冻时容易破坏食物的营养和鲜度，应根据种类和大小采用适当的解冻方法。

微波炉解冻法：最大优点是方便、快捷，一般不会破坏肉品的外观。解冻方式和时间因品牌而异，一般2~4分钟即可完成。

藏室解冻：这是最安全及卫生的方法。

可以在计划烹饪的前一天将肉品从冷冻室取出，放入冷藏室，让食物经过一个晚上的自然化冰解冻，这样既可以避免解冻过度，影响肉的鲜度，又不会造成营养流失。

流水解冻：将待解冻的食物放入塑料袋包好，放入容器中并加满水，让肉品隔着塑料袋慢慢退冰。过程中换2~3次水，可加快退冰速度。不要将冷冻肉直接放入容器内泡水，以免造成污染及营养流失。

室温解冻：直接让食物在室温下退冰，由于温度不好把握，易造成解冻不均匀，或外层大量失水而里面坚硬如石，影响到食物的口感和营养价值。

❹ 孕8月健康食谱

孕8月孕妈咪的胃部被挤压，常有吃不了多少又吃不饱的感觉，宜少食多餐。

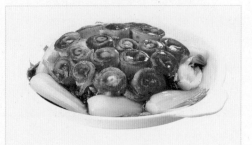

碧绿莲蓬扣

原材料 五花肉、莲子、梅菜、白菜各适量

调味料 番茄酱适量

做 法 ①莲子洗净，泡3个小时，挑去莲心；梅菜洗净切碎；五花肉洗净，加八角煮40分钟捞出，切薄片；白菜洗净焯水。②五花肉包成莲子卷成卷装盘，铺上梅菜，上锅蒸半小时。③盘中铺上白菜，将五花肉卷、梅菜倒扣在盘中，淋上番茄酱即可。

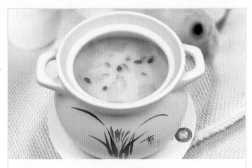

百合龙骨煲冬瓜

原材料 百合100克，龙骨300克，冬瓜300克，枸杞10克

调味料 香葱2克，盐3克

做 法 ①百合、枸杞分别洗净；冬瓜去皮洗净，切块备用；龙骨洗净，剁成块；葱洗净切碎。②锅中注水，下入龙骨，加盐，大火煮开。③再倒入百合、冬瓜、葱末和枸杞，转小火熬煮约2小时，至汤色变白即可。

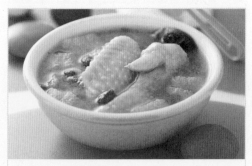

益智仁鸡汤

原材料 腊鸡翅200克

调味料 党参10克，益智仁10克，五味子10克，枸杞15克，竹荪5克，鲜香菇20克，盐15克

做 法 ①将材料分别洗净，益智仁用棉布袋包起备用。②鸡翅洗净，剁小块；竹荪泡软，挑除杂质，洗净后切段；香菇洗净。③将党参、益智仁、五味子、枸杞、鸡翅、香菇和水一起放入锅中，炖煮至鸡肉熟烂，放入竹荪，煮约10分钟，加盐调味即可。

孕期检查与疾病预防

孕8月，将近临产，这时孕妈咪要小心谨慎，密切观察，随时注意自己的身体，一有什么"风吹草动"马上提高警惕。此月体检大约两周一次。

❶ 如何预防孕期肾盂肾炎

肾盂肾炎是一种常见的泌尿系感染性疾病，好发于女性，如发生在妊娠晚期可引起早产。因此，孕晚期孕妈咪要做好预防工作，尤其是孕期患过肾盂肾炎的孕妈咪必须做好预防，以免再次复发。

首先，孕妈咪要注意外阴及尿道口的清洁卫生，禁止盆浴，以免浴水逆流入膀胱，引起感染。如不注意外阴的清洁卫生，细菌可以通过尿道进入膀胱，并由膀胱、输尿管逆流的动力进入肾盂，然后再侵及实质，形成泌尿系统的感染。

其次，在饮食方面需摄入高热量、高维生素、半流质或容易消化的普通饮食。要多饮水，每日摄入量不得少于3000毫升，以增加尿量，有利于冲洗泌尿道，促进细菌、毒素和炎症分泌物的排出。

再次，孕妈咪还要注意锻炼身体，增强体质，提高机体对疾病的抵抗能力。同时注意休息，避免劳累和便秘。

此外，肾盂肾炎急性期患者常表现出高热、腰痛、尿急、尿频等症状。孕妈咪如果出现这些症状，应及时就医求诊，以免疾病进一步发展。

❷ 关于孕期羊水的多寡问题

羊水对宝宝和妈妈的健康起到了至关重要的作用。在怀孕的过程中，羊水扮演着缓冲的角色，适当保护了宝宝的安全，生产时，羊水也能发挥润滑的功效，帮助宝宝顺利从产道通过。

由于孕妈咪跟宝宝的身体状况的差异，判断孕妈咪羊水量多寡问题的标准也不同。总的来说，可以以肚脐为中心点将子宫分为四个区域，然后将每个区域的最大垂直深度（以厘米计算）相加起来。孕晚期羊水指数的正常值是10～20厘米，少于10厘米便属于"羊水过少"，多于20厘米则是"羊水过多"。

如果妊娠期羊水过少，胎儿皮肤与羊膜紧贴，每当胎动时孕妈咪会感到疼痛，就可能造成胎儿发育不良、胎儿畸形等问题。因此，孕期孕妈咪一定要做好定期检查，积极预防羊水过少的问题。

如果妊娠期羊水过多，子宫增加过

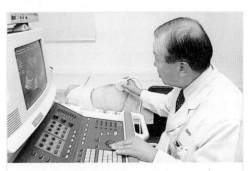

◎羊水是宝宝的摇篮，它能稳定子宫内的温度，保护胎儿不受伤害。

大，就可能造成孕妈咪呼吸急促、呕吐、便秘、水肿等问题。在分娩时，还容易引起宫缩乏力和产后阴道出血。轻度的羊水过多，不需特殊治疗，大多数在短时间内可自动调节。如果羊水急剧增加，孕妈咪应请医生诊治，同时注意休息，减少食盐的摄入。

❸ 如何减轻胃灼热

到了孕晚期，孕妈咪虽然没有了恼人的早孕反应，但有些孕妈咪在每餐进食之后，总感觉胃部麻乱，有烧灼感，尤其在晚上，胃灼热甚至加重成烧灼痛，影响睡眠。

孕晚期胃灼热的主要原因是内分泌发生变化，胃酸返流，刺激食管下段的痛觉感受器引起灼热感。此外，妊娠时巨大的子宫、胎儿对胃有较大的压力，胃排空速度减慢，胃液在胃内滞留时间较长，也容易使胃酸返流到食管下段。

这种胃灼热在分娩后会自行消失。未经医生同意孕妈咪不要服用治疗消化不良的药物。为了缓解和预防胃灼热，孕妈咪可以在日常饮食中避免过饱，减少高脂肪类食物的社摄取，不要吃口味重和油炸的食物，以减轻胃部负担，避免胃灼热。吃完饭后，不要急于坐卧，可适当散步，以缓解胃灼热。另外，临睡前喝一杯热牛奶，也有改善晚上胃灼热困扰的作用。

❹ 如何缓解呼吸困难

进入孕晚期，85%以上的孕妈咪都可能出现说话时有点上气不接下气，呼吸声也开始变得沉重的困扰。这是因为孕晚期孕妈咪对氧气的需求量增大，而随着子宫增大，子宫位置渐渐靠上，就势必对内脏各器官形成压迫，使肺的活动空间受到压缩。这样孕妈咪每次呼出和吸入的氧气量在逐渐减少，慢慢就满足不了孕妈咪和胎宝宝的需求了，从而使孕妈咪出现呼吸困难的困扰。

解决这个问题的最有效而简单的方法就是少食多餐，把原来的一顿饭分成三小顿，呼吸困难的问题就会缓解不少。其次，孕晚期可多多利用胸式呼吸，增加每次呼吸时氧气通过的量，以保持气体充分的氧气交换，也能减轻这一困扰。另外，热爱运动的你到了这个阶段该相应减少运动量，避免给艰辛的肺脏再增加负担。

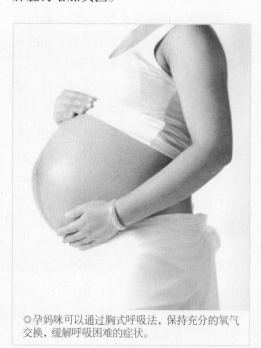

◎孕妈咪可以通过胸式呼吸法，保持充分的氧气交换，缓解呼吸困难的症状。

🖤 孕妈咪的阳光"孕动"

进入孕8月，孕妈咪肚子明显增大，行动笨重，很容易疲劳。此时的运动是非常重要的，既可以使胎儿呼吸到新鲜空气，又可以使孕妈咪锻炼腹部和盆腔的肌肉，有助于将来的顺利分娩。

因此，这一时期，孕妈咪虽应适当减少运动量，但也仍应做些力所能及的运动。

❶ 臀位纠正运动

怀孕7个月之前，由于胎儿较小，羊水量相对较多，因而胎位常不固定，此时若为臀位，可不必处理，多数均能自然转为头位。但若到了孕8月，胎儿仍为臀位，就应予以纠正，从而降低发生胎膜早破、脐带脱垂及臀位分娩的风险。

纠正臀位最常用又比较安全的方法是

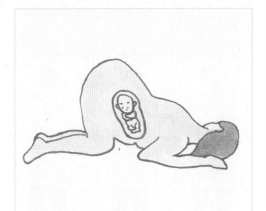

◎纠正臀位最常用和最安全的方法就是采用胸膝卧位。

采用膝胸卧位。操作方法是，让孕妈咪跪在硬板床上，双上肢及胸部紧贴床垫，臀部抬高，大腿与床面垂直。

这样便可使胎儿臀部从骨盆中退出，并可借助胎儿重心的改变，促使胎儿从臀位转为头位。每日进行2次，每次15分钟，可安排在清晨或晚上进行，事前应解小便，并松解腰带。通常可在1~2周见效。

膝胸卧位对于肥胖或有高血压的孕妈咪来说仍是个不小的负担，国外有学者提出采用臀高头低位也同样可以达到纠正臀位的目的。

在睡眠时，将臀部垫高，这种体位不会使孕妈咪感到太多的不适，更体现了人性化的关怀。

采用上述方法不能纠正的臀位，也不必勉强地进行纠正。胎儿臀位的孕妈咪要避免负重及节制性生活，以防胎膜早破；在破膜后要平卧，防止脐带脱垂。

❷ 消除腰背痛的运动

在孕期的最后三个月，孕妈咪常会出现腰背痛。这是因为随着胎儿长大，孕妈咪的脊柱弯曲度增加，改变了怀孕女性的身体重心，为了让身体重新获得平衡，只能将身体后倾，而这种姿势会加重腰背部的韧带和脊柱的负荷，导致腰背痛。

当孕妈咪出现腰背痛时，可以尝试运

动一下来缓解。

（1）消除腰痛

端坐在椅子上，腰背挺直，双腿分开，左手扶住椅背，右手扶住右膝，身体向左侧扭转，保持3秒钟，换边练习。重复练习3~4次。

（2）消除背痛

站姿，双腿分开，两手抓住椅背，屈膝，目视前方，一边吐气一边提臀，从下往上，依次向前弯曲腰、背、头。

❸ 简单的孕妇体操

妊娠期间，坚持进行孕妇体操的练习，也是孕妈咪锻炼身体、补充能量的极佳方式。每天练习一会儿孕妇体操，有助于孕妈咪活动关节，锻炼肌肉，使你感到周身轻松，精力充沛。同时可缓解因孕期中姿势失去平衡而引起身体某些部位的不舒服感，使身体以柔韧而健壮的状态进入分娩那一刻。

做操最好安排在早晨和傍晚做操前一般不宜进食，最好是空腹进行，锻炼结束后30分钟再吃东西。如果感到腹饥，可以在锻炼前1小时吃一些清淡的食物。

（1）脚部运动

①锻炼脚踝和腿部肌肉的运动。坐在椅子上，然后把脚底贴在地板上面。

②贴近脚后跟，然后反复地抬起或放松脚尖。用同样的方法，重复练习10~20次。

③、④在椅子上面翘二郎腿，然后反复地弯曲或伸直脚踝。用同样的方法，每天重复练习10~20次。

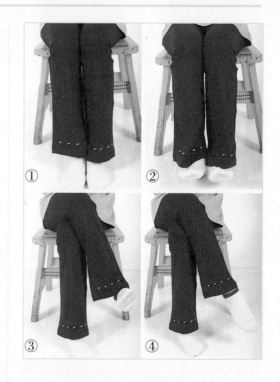

（2）腰部、肩部运动

以肩宽分开双脚，并用双手卡腰，然后向左右拧身体。用同样的方法，左右交替地练习20次左右。该运动能锻炼肩部肌肉，而且能促进腰部周围的血液循环。

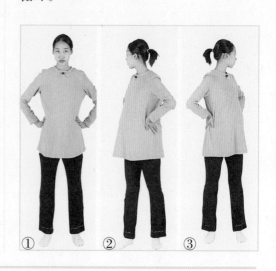

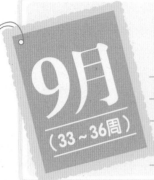

孕9月，进入分娩准备期

9月
(33~36周)

◎进入孕9月，孕妈咪必须做好各方面充分的准备以及保健工作。因为在最的"胜利"没有到来之前，孕妈咪的一举一动都涉及胎儿的安全。因此，走好妊娠这最后一段路程，避免意外发生，不仅需要配合医护人员的工作，更要做好自我保健。

♥ 孕妈妈与胎宝宝的新变化

从这时开始，孕妈妈到了怀孕过程中最为烦恼的时候。腹部还在向前挺进，加之身体变得更为沉重，所以孕妈妈行动笨拙，有时一不小心就引发身体疼痛等不适。

❶ 孕妈咪的身体变化

体重：体重继续增加。

子宫：继续在往上、往大长，子宫底的高达至28~30厘米，已经升到心口窝。

乳房：乳腺和乳腺导管继续发育，已经完全具备分泌乳汁的能力了。

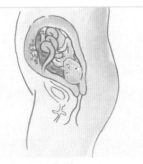

◎孕9月，胎儿各系统发育较为完善，孕妈咪的身体已经为分娩做好准备了。

频尿、尿急：胎头下降，压迫膀胱，导致孕妈咪的尿频现象加重，经常有尿意。

胀气、便秘：由于孕妈咪活动减少，胃肠的蠕动也相对减少，食物残渣在肠内停留时间长，就会造成便秘，甚至引起痔疮。

水肿：产妇此时手脚、腿等都会出现水肿，因此您要注意水的摄入量。对于水肿情况严重的孕妈咪，要及时到医院看医生。

呼吸变化：孕妈妈常常感到喘不过来，到了36周的时候，孕妈咪前一阵子的呼吸困难在本阶段开始缓解。

妊娠反应：胃口变得不好，因为到了孕晚期，由于子宫膨大压迫了胃，使胃的容量变小，常常是吃了一点就感觉饱了。到了这个阶段，这种无效宫缩会经常出现，且频率越来越高。

❷ 胎宝宝的发育状况

胎儿各系统发育较完善，生存能力较

强，此时的早产儿较易存活。

胎长：46～50厘米

胎重：2000～2800克

四肢：胎儿此时身体呈圆形，皮下脂肪较为丰富，皮肤的皱纹、毛发都相对减少。皮肤呈淡红色，指甲长到指尖部位。手肘、小脚丫和头部可能会清楚地在你的腹部突现出来。

器官：胎儿的听力已充分发育，对外界的声音已有反应。男宝宝的睾丸已经降至阴囊中，女孩的大阴唇已隆起。胎儿的呼吸系统、消化系统已近成熟。胎儿肺部发育已基本完成，存活的可能性为99%。两个肾脏已发育完全。

胎儿姿势：第34周，胎儿应该已经为分娩做好了准备，将身体转为头位，即头朝下的姿势，头部已经进入骨盆。

胎动：第35周，胎动每12小时在30次左右为正常，胎动少于20次预示胎儿可能缺氧，少于10次胎儿有生命危险。

♥ 孕妈妈需要注意的小细节

孕9月，孕妈咪需要充分了解分娩知识，保持良好的精神状态和乐观的生活态度也很重要，为分娩做好物质和心理准备。

① 准爸爸要做好孕妈咪的心理保健工作

妊娠9个月，距预产期越来越近，孕妈咪一方面会为宝宝即将出世感到兴奋和愉快，另一方面又对分娩怀有紧张的心理。面对这一现实，丈夫要在感情上关心、体贴妻子，让孕妈咪始终保持一种平和、欢乐的心态。

首先，准爸爸要与孕妈咪一起做好产前的心理准备。分娩前的心理准备重要性远远胜过了学习各种知识及参加各种练习，因为许多准父母没有意识到他们将会面对的问题，因此一旦面对这些问题时很无助。但是在医生的指导下，做好妊娠和分娩相关的心理准备后，他们便得到了更大范围的心理保护。

其次，在产程中给予孕妈咪心理支持。产痛是分娩过程中准爸妈关注的重心，在进行长时间的分娩心理准备时，应该让孕妈咪真正了解产痛的意义，消除对母子的负面影响，并让产妇在分娩过程中得到充分的体验，有利于调整随后的母子关系。

此外，要给予孕妈咪充分的产后心理支持。在婴儿出生后，准爸爸要全力支持妻子，并给她提供最好的条件，消除妻子抚养婴儿的压力。

② 充分利用电话预约产检

常常在医院产检处看到人头汹涌，孕妈咪扎堆等待产检，一等两三个小时普通人都受不了，何况是特别容易疲劳的孕妈咪呢？一个善于利用资讯的时尚孕妈咪，自然不必像别人一样到医院排队挂号。当然申请一张预约挂号卡必不可少，一个电话先约好，到了医院，护士就会直接为你安排就诊，从此不必排长队。

既有数十家的通用预约挂号卡，也有各大医院自己的网上预约挂号服务；部分专家门诊非常紧张，需提前几天甚至两周预约。如果临时有事不能去，要记得提前取消挂号，否则几次失约就会被取消预约资格。

③ 孕期要积极学习

持有城市身份证的孕妈咪，办准生证时都要求你先上孕妈咪学校，这是国家计划生育政策的一部分，听上去不那么时髦，可21世纪保持了良好学习习惯的新女性，即使在孕期也不应放松学习。

一般来说，从省级到区级妇幼保健院都开设有孕妈咪学校。孕妈咪不要只是被动参加，更要主动出击，甚至花钱去上，学习孕期知识。在那里除了可以学到书上、网上能找到的知识，更重要的是有具有经验的医生给你传授自己多年积累的经验。你还可以把平时的疑惑记下来请教医生，比网上漫无目的地提问来得可靠。

④ 漏奶时怎么办

宝宝还没出生，乳房就已迫不及待地提前进入工作状态，这是13%的孕妈咪遇到的烦恼。有时溢出的乳汁会浸透衣衫，让孕妈们好不尴尬。

乳房漏奶是个好征兆，这说明你的乳房将来完全能够胜任哺乳任务，为自己喝彩吧，你的身体只是出乎意料地合作而已！在胸罩里放入一小片棉质乳垫就可避免尴尬。

另外，孕中期的性活动也会加剧漏奶现象，所以，忘情时刻请注意尽量不要骚扰这个部位。

⑤ 到外地分娩需要做好哪些准备

做好分娩的准备，如果打算到外地（娘家或婆家）分娩，要提前做好准备，根据路途远近选择交通工具和时间。

选择交通工具的原则是：能乘坐火车最好不乘坐汽车和飞机；能乘坐飞机，最好不乘坐轮船；能乘坐江轮，最好不乘坐海轮。最好不要选择夜车。

时间：最晚要在距离预产期4周前赶到准备分娩的目的地，这样不但可避免途中可能动产的危险，还能为在异地分娩做好充分的准备。到了目的地，应尽快去准备分娩的医院，把产前检查记录拿给医生看，让医生了解你的整个妊娠过程，检查你目前的情况，制订未来的分娩计划。

即使是比较近的旅途，也要做好充分准备，带全途中所需物品。尤其不要忘记母子健康手册、产前检查记录册以及所有与妊娠有关的医疗文件和记录。

⑥ 孕晚期很难入睡怎么办

到了孕晚期，因为胎儿长大的关系，孕妈咪呼吸较为费力，翻动身体所造成的

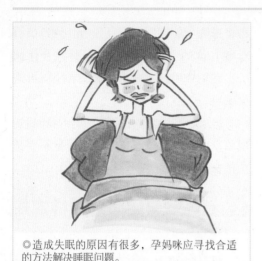

◎造成失眠的原因有很多，孕妈咪应寻找合适的方法解决睡眠问题。

腰椎压迫感也会增加，加上平躺时胃酸逆流会让胸口烧灼感更明显，因此会比较难以入眠。

出现这个问题时，孕妈咪可以稍稍垫高枕头，这样呼吸将会较为平顺，胃酸也不易逆流。此外，不论平躺、左右交替侧躺，都是可以采用的睡姿，并不局限于某一种睡姿。因为此刻维持相同的姿势睡觉，反而影响睡眠质量。

至于睡前运动，尽量选择适度轻柔的运动，比方说柔软操或是散步，这样也有助入眠；强度较大的运动要能免则免，因为那样只会适得其反，更不易入眠。

孕妈妈的营养卫士

第9个孕月里，孕妈咪的胃部仍会有挤压感，所以每餐可能进食不多。准爸爸要做好孕妈咪的营养补充工作，站好最后一班岗。

① 孕妈咪宜根据体质进补

大部分女性在怀孕后阴血偏虚，内热较重，如过多食用性温、大热的食物，容易"火上加火"，所以，孕妈咪要根据不同的体质确定进补的食品。

阴虚体质宜多食滋阴清热的食物：如果常出现口鼻干燥，面色赤红，手足心热，小便黄赤，大便干燥的情况，基本属于阴虚热性体质，应多选滋阴清热的食物，如海参、甲鱼、鸭肉、兔肉、银耳、黑木耳、豆腐、荸荠、百合、荠菜、菠菜等。

阳虚寒性体质多食温性食物：如果感觉肢体寒冷畏寒、小便清长、大便溏薄、面色发白，则可能属于阳虚寒性体质，可适当补充牛肉、羊肉、鸡肉、黄鳝、带鱼、大枣、板栗、韭黄、蒜苗等温性食物。

② 孕妈咪进补忌乱用食材

进入冬天后，孕妈咪进补要特别小心。通常，适合普通人进补的食材未必都适合孕妈咪食用，孕妈咪在进补前不妨先向医生咨询一下。

首先，人参、桂圆和羊肉千万不能多吃。这是因为女性在怀孕后阴血偏虚，内热较重，不适合过多吃性温、大热的食物，比如羊肉、狗肉、老母鸡、桂圆和人参等，否则容易"火上加火"，严重者甚至还会出现见红、腹痛等先兆流产和早产症状。

同时，专家还指出，孕妈咪进补关键要注意平衡营养。平日可多吃点绿叶蔬菜、肉类、鱼类、家禽、豆制品和鸡蛋等富含蛋白质的食物。冬天还可多吃些芝麻、核桃仁、黑糯米、红枣和赤豆等。

③ 如何在生鲜超市买"生鲜"

在超市买菜最大的好处，就是每一种食品均有清楚的价格、成分、重量及生产日期等标识，并有保存期限的提醒，购买时会比较放心。其实，如何在生鲜超市选购食品以及生鲜食品的保存也有一定学问，孕妈咪及其家人不妨了解一下。

鸡鸭类选购要诀：正常的家禽肉看起来光滑、明亮，没有干瘪、失水，有弹性。全鸡或全鸭，可查看翅膀的尖端，如有发黄变黑迹象，则应注意。家禽肉在超

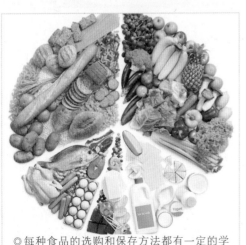

◎每种食品的选购和保存方法都有一定的学问，孕妈咪在购买之前应仔细了解。

市上架前均经过初步清洗及切割处理，分成不同重量和价格的包装，方便选购。挑选时应选择肉体干净、包装内没有血水渗漏的。血水过多，表示肉品在包装时接触室温时间过长或冷冻时间不够，肉质较易变坏。

猪牛肉类选购要诀：新鲜的猪肉或牛肉应该呈鲜红色，没有异味。如果肉色暗红或呈褐红色，味道较重，就可能是放置过久，或是密封不严不够新鲜。

超市的猪牛肉很多是处理成了肉块、肉片、肉丝，由于已经分切处理，必须在短时间吃完。如果一时吃不完，买回去应将其再分为小包装，将多余的冷冻起来，吃时再解冻。

海鲜类选购要诀：超市的海鲜均经过初步清洗处理，平时以冷冻或低温方式陈列，有没有超过食用期限，不能只从外表来判断，应该多闻闻。对于肉面凹陷，有腥臭味或流出不明黏液的不要购买。

蔬菜类选购要诀：优质的根茎类蔬菜表面完整，没有发芽或腐烂；花果类表皮坚挺，没有软化和受潮；叶菜类青翠，没有发黄、凋萎。

一些超市提供切割处理过的蔬菜，可以直接炒食，应注意切口处有无变黑、失水，并应尽快吃完。

④ 孕9月健康食谱

第9个孕月里，孕妈妈应继续控制食盐的摄取量，以减轻水肿引起的不适。

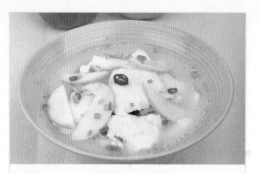

果味鱼片汤

原材料 草鱼肉175克，苹果45克

调味料 色拉油20克，盐5克，香油4克，葱段、姜各3克，白糖、味精各2克

做　法 ①将草鱼肉洗净切成片，苹果洗净切成片备用。②净锅上火倒入色拉油，将葱、姜炝香，倒入水，调入盐、味精、白糖，下入苹果、鱼片煮至熟，淋入香油即可。

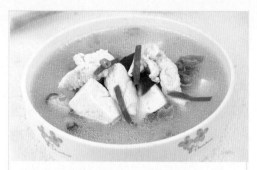

豆腐茄子苦瓜煲鸡

原材料 卤水豆腐100克，茄子75克，苦瓜45克，鸡胸肉30克

调味料 精盐3克，高汤适量

做　法 ①将豆腐洗净切块，茄子、苦瓜分别去皮洗净切块，鸡胸肉切小块。②炒锅上火，倒入高汤，下入豆腐、茄子、苦瓜、鸡胸肉调入精盐煲至熟即可。

金牌一碗香

原材料 五花肉400克，腊肉100克，上海青200克

调味料 料酒、白糖、老抽、排骨酱各适量

做　法 ①将五花肉洗净，入油锅稍炸，捞出待凉后切片；腊肉洗净，切片；上海青洗净，摆盘。②五花肉加料酒、白糖、老抽、排骨酱拌匀后和腊肉片一起装入摆有上海青的盘中。③用大火蒸熟，取出，撒上葱花即可。

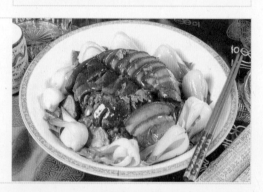

❤ 孕期检查与疾病预防

孕9月，将近临产，本月是妊娠后负担加重的时期，容易出现一些并发症，尤其是有内外科疾病的孕妈咪，更要防范病情的加重，因此定期检查一定要做。

① 胎儿发育迟缓怎么办

孕妈咪做产检时，最喜欢问的一句话就是："宝宝体重正常吗？有多重了？"

倘若医生的回答是"小了一点！"，孕妈咪们一定会心急不已。事实上，宝宝的体重本来就有重有轻，只要生长曲线正常，就无须大惊小怪。但是，在孕37周以后，如果胎儿体重低于妊娠周数胎儿正常体重的10个百分点，又合并有母体或胎盘问题，就可能是胎儿生长迟滞。

若胎儿头围及腹围均较小，称之为

"均称形生长迟滞"，主要原因有孕妈咪体重增加不良、子宫内感染（如麻疹、梅毒）、先天异常、染色体异常等，不过，也可能是由于父母的体型较小，基于遗传的因素，胎儿自然也会小一些。

若胎儿头围正常，只有腹围较小，称之为"不均称性生长迟缓"，胎儿是在孕晚期才受到有害因素的影响，常见的原因有母亲患有合并贫血性心脏病或血管及肾脏疾病导致胎盘功能不全，胎儿为多胞胎或胎盘、脐带异常等。另外，孕妈咪营养不良或有抽烟、酗酒等不良习惯，以及乱服药物等，均有可能造成胎儿生长迟滞。

生长迟滞的胎儿，在生产时发生胎儿窘迫的比例很高，所以早期诊断十分重要。孕妈咪一旦发现有胎儿生长迟滞现象，除了针对上述可矫正因素做矫正外，若有必要，须先行引产，以防不测。

② 发生尿频怎么办

怀孕晚期的孕妈咪常常会有尿不尽，或者憋不住尿老想上厕所的感觉。这通常是由于下降到骨盆内的胎儿头部压迫膀胱引起的，是正常的生理现象。

出现这一问题时，一般不需要进行治疗，孕妈咪只要注意不要憋尿，立即去厕所就行了。但如果发现小便浑浊，或出现尿痛的感觉，则有可能是有尿路受细菌感染，应及时就医。

③ 孕妈咪矮小不一定就难产

不少身材矮小的孕妈咪怀孕后总是提心吊胆，生怕自己出现难产。其实这种担心是多余的。一个人身材的高矮与骨盆的大小不一定成正比，况且胎儿能否顺利娩出还与骨盆的形态有关。有些身高超过1.70米的女性，有着男子型的骨盆，盆腔是漏斗状，骨质厚，内径小而深，胎儿不易通过。而许多身高不足1.60米的女性，臀部宽，呈典型的女性骨盆，盆腔呈桶状，宽而浅，骨质薄，内径大，胎儿却很容易通过。

此外，胎儿的大小与骨盆是否相称也是衡量可否顺产的因素。骨盆的形态是否正常，通过骨盆外测量可以得出初步估计。现代化的超声检查手段又可以准确测量出胎儿的大小，因此临产时，医生完全可以预测出你生产过程是顺产还是难产。即使事情真的降临到你的头上，尚有剖腹产手术保驾。个子矮小的女士们，尽可静下心来，只管一心一意地孕育自己的宝宝好了。

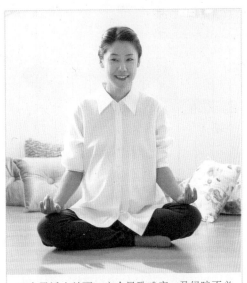

◎个子矮小并不一定会导致难产，孕妈咪不必过于担心，保持良好的心态才有利生产。

孕9月孕妈咪的身体负担进一步加重，适当且合理的运动，不仅能使孕妈咪很快适应这些变化，而且可以帮助身体为艰难的分娩过程做好准备。

① 增强骨盆肌肉力量的运动

孕晚期因为肚子的增大，部分孕妈咪可能会很粗心双腿出现无力的感觉，这时简单做一下运动，不但可以消除不适，还能增强臀腿力量，有助顺利分娩。

左侧卧在地毯上，左手撑住头部，右手自然地扶在右腿上。左腿伸直，右腿屈膝，右脚跨过左腿，脚掌落在左膝前方，贴地。一边呼气，一边将右膝向外打开，保持3秒。然后，放下左腿，换腿练习，重复做3~5次，注意动作要轻柔缓慢。

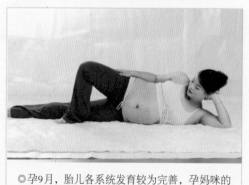

◎孕9月，胎儿各系统发育较为完善，孕妈咪的身体已经为分娩做好准备了。

② 到户外进行一下简单运动

进入笨拙的孕晚期后，孕妈咪也不要害怕得闷在屋里，等待分娩的来临。到户外运动，并不一定要大张旗鼓，到就近的公园散步、伸展伸展身体，也是一种简单的运动方式。孕晚期适度的户外运动，能让孕妈咪补充到新鲜的空气，促进胎儿生长，还能增强孕妈咪的肌肉力量，为分娩做好准备。

下面，让我们一起来活动一下吧。

①站姿，双臂侧平举。双腿分开，手腕弯曲，指尖向上伸展，保持3秒钟。

②双手下垂，左腿向前伸直，脚跟贴地，右腿弯曲，腰背挺直，保持5秒钟。

③站姿，双腿分开与肩同宽，双臂向两侧平举，向上伸展腰背。

④双腿分开两个肩宽，保持侧平举，要被挺直，身体慢慢向下蹲，注意身体平衡，保持3秒钟。

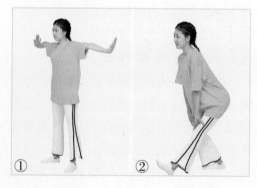

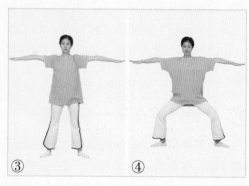

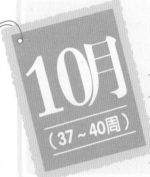

孕10月，迎接天使宝宝

（37～40周）

◎到了第10个月，胎儿就可以称为足月儿了，宝宝即将降临，孕妈咪在最后的这个月可能会感觉很紧张，心情烦躁焦急等，因此准爸爸和家人要多多呵护孕妈咪。同时，孕妈咪自己也要好好休息，密切注意自己身体的变化，随时做好临产的准备。

♥ 孕妈妈与胎宝宝的新变化

一般过了37周，胎儿已经足月了，身体的各个器官都已经长好，随时等待来到这个世界。

① 孕妈咪的身体变化

分娩来临的焦虑、睡眠不足产生的疲劳和渴望怀孕结束等情绪混杂在一起，使孕妈咪容易陷入忧郁的状态，此时孕妈咪应稳定情绪，保持心绪的平和，安心等待分娩时刻的到来。安心等待小宝宝降生吧！

体重： 体重达到高峰期。

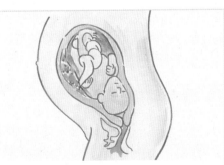

◎进入妊娠的最后阶段，分娩随时可能来临，孕妈咪应做好各项准备工作。

乳房： 有更多乳汁从乳头溢出。

子宫： 子宫底下降，进入盆腔。

阴道分泌物： 阴道分泌物增多。

频尿、尿急： 常会尿急或觉得尿不干净。

胀气、便秘： 便秘会变得明显。

呼吸变化： 子宫下降，对胸部的压迫消除，呼吸变得较轻松。

妊娠反应： 这时有不规则阵痛、浮肿、静脉曲张等感觉，在分娩前更加明显。

② 胎宝宝的发育状况

这时，胎儿从一个小细胞发育到了2亿个细胞，随时准备与爸爸妈妈见面了。

胎长： 约51厘米

胎重： 2800～3500克

四肢： 手、脚的肌肉已发达，骨骼已变硬。头发已长3～4厘米。

器官： 第37周时，胎儿现在会自动转向光源，这叫做"向光反应"。胎儿的感觉器官和神经系统可对母体内外的各种刺激做出反应，能敏锐地感知母亲的思考，并感知母亲的心情、情绪以及对自己的态度。身体各部份器官已发育完成，其中肺部是最后一个成熟的器官，在宝宝出生后几个小时内他才能建立起正常的呼吸模式。

胎动：胎儿安静了许多，不太爱活动了。这是因为到这时胎儿的头部已固定在骨盆中。

胎儿姿势：胎儿的头在你的骨盆腔内摇摆，周围有骨盆的骨架保护着。

♥ 孕妈妈需要注意的小细节

进入孕10月，随着身体负担越来越重，孕妈咪的体力减弱，身体更加容易疲倦。这时，孕妈咪一定要注意充分休息和保持足够睡眠，为分娩做好体力贮备。

❶ 孕妈咪情绪的调节

对于分娩，不少孕妈咪感到恐惧，犹如大难临头，烦躁不安，甚至惊慌，无所适从，这种情绪既容易消耗体力，造成宫缩无力，产程延长，也对胎儿的情绪带来了较大的刺激。其实，生育过程几乎是每位女性的本能，是一种十分正常的自然生理过程，是每位母亲终身难忘的幸福时刻。

胎儿在母亲肚子里已9个多月了，由一个微小的细胞发育成3000多克左右的成熟胎儿，他不可能永远生活在母亲的子宫内，他要勇敢地穿过产道投奔到外面精彩的世界里。所谓"瓜熟蒂落"就是这个道理。

在分娩过程中，子宫一阵阵收缩，产道才能一点点地被攻开，孩子才能由此生下来。在这个过程中，母体产道产生的阻力和子宫收缩帮助胎儿前进的动力相互作用，给产妇带来一些不适，这是十分自然的现象，不用害怕、紧张。母亲的承受能力、勇敢心理，也会传递给婴儿，是胎儿性格形成的最早期的教育。

产妇此时应尽量做到心理放松，全身就会放松，配合医生的指导，为孩子的顺利出生创造条件。

❷ 产妇大声喊叫不利于分娩

有些产妇在分娩阵痛时就大喊大叫，认为喊出去会舒适一些。其实，分娩时大声喊叫并不利于分娩。因为喊叫既消耗体力，又会使肠管胀气，不利于宫口扩张和胎儿下降。

正确的做法应该是，产妇要对分娩有正确认识，消除精神紧张情绪，抓紧宫缩间歇休息，按顿进食、喝水，使身体有足够的能力和体力。这不但能促进分娩，也大大增强了对疼痛的耐受力。

❸ 按摩乳房促进生产

在孕期快要结束的时候，每一侧的乳房内都有15～20个圆形突起，每一个都由一支在内部根端的主要的腺体气泡和一个顶端缩小开口在乳头外的乳汁输送管组成。接下来，每一个圆形的突起再分支成20~40个小叶片，更小的乳汁输送管内有10~100个支撑的腺体气泡或者乳汁囊。这个时候，乳房已经完全有能力制造乳汁了。按摩乳房可以软化乳房，使乳管腺畅通，乳汁分泌旺盛。刺激乳头和乳晕，可使乳头的皮肤变得强韧，将来婴儿也比较容易吸吮。

从怀孕第37周开始，还可通过对乳房进行按摩等刺激，来达到促进生产的目的，以免引起过期妊娠。刺激乳房具有使产程缩短的效应，而且此种效应与刺激乳头的时间长短有关。临床观察表明，每日刺激乳头多于3个小时的孕妈妈，从其刺激开始到分娩出婴儿为止平均时间为4.6天，而每日刺激少于3小时者为8.5天。

孕妈妈的营养卫士

到了第10个月，孕妈咪便进入了一个收获季节。这时候，保证足够的营养，不仅可以供应宝宝生长发育的需要，也为孕妈咪顺利分娩和产后快速恢复打好基础。

① 临产时应吃高能量、易消化食物

妇女妊娠分娩是一种再自然不过的生理现象了，然而大多数情况下，当我们一看见孕妈咪有腹痛等分娩的先兆，就着急得不得了，往往在没有为孕妈咪准备好吃的，也没有为孕妈咪准备好用的之前，就匆忙地把孕妈咪送进了医院。

临产相当于一次重体力劳动，产妇必须有足够的能量供给，才能有良好的子宫收缩力，宫颈口开全才有体力把孩子排出。不好好进食、饮水就会造成脱水引起全身循环血容量不足，当然供给胎盘的血量也会减少，引起胎儿在宫内缺氧。

因此临产时产妇应进食高能量易消化的食物，如牛奶、巧克力糖及自己喜欢的

饭菜。如果实在因宫缩太紧，很不舒服不能进食时，也可通过输入葡萄糖、维生素来补充能量。

初产妇从有规律性宫缩开始到宫口开全，大约需要12小时。如果您是初产妇，无高危妊娠因素，准备自然分娩，可准备易消化吸收、少渣、可口、味鲜的食物，如面条

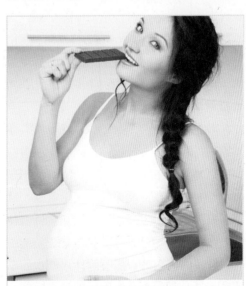

◎临产时孕妇需消耗很多能量，所以需在临产前进食一些高热量、易消化的食物。

鸡蛋汤、面条排骨汤、牛奶、酸奶、巧克力等食物，让产妇吃饱吃好，为分娩准备足够的能量。否则吃不好、睡不好，紧张焦虑，容易导致产妇疲劳，将可能引起宫缩乏力、难产、产后出血等危险情况。

② 孕妈咪生产前应多吃助产食品

孕妈咪在产前应该多吃些助产类的食品，这样有助于顺利分娩。

畜禽血： 如猪、鸭、鸡、鹅等动物血液中的蛋白质被胃液和消化酶分解后，会产生一种具有解毒和滑肠作用的物质，可与侵入人体的粉尘、有害金属元素发生化学反应，使其变为不易被人体吸收的废物而排出体外。

海带： 对放射性物质有特别的亲和力，其胶质能促使体内的放射性物质随大便排出，从而减少积累和减少诱发人体机能异常的物质。

韭菜： 又称起阳草，富含挥发油、硫化物、蛋白质、纤维素等营养素。韭菜温中益脾、壮阳固精，其精纤维可帮助吸烟、饮酒者排泄体内的毒素，但不能多吃。

海鱼： 含多种不饱和酸，能阻断人体对香烟的反应，并能增强身体的免疫力。海鱼更是补脑佳品。

豆芽： 贵在"发芽"，无论黄豆、绿豆，豆芽中所含的多种维生素能够消除身体内的致畸物质，并且能促进性激素的生成。

鲜果、鲜菜汁： 能解除体内堆积的毒素和废物，把积累在细胞中的毒素溶解并由排泄系统排出体外。

③ 孕10月健康食谱

进入冲刺阶段后，孕妈咪的胃部不适之感会有所减轻，有利于增加营养供给。

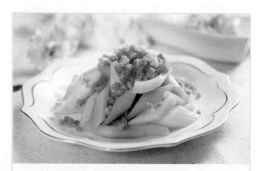

西芹炒胡萝卜粒

原材料 西芹250克，胡萝卜150克

调味料 香油10克，盐3克，鸡精1克

做 法 ①将西芹洗净，切菱形块，入沸水锅中焯水；胡萝卜洗净，切成粒。②锅注油烧热，放入芹菜爆炒，再加入胡萝卜粒一起炒匀，至熟。③调入香油、盐和鸡精调味即可出锅。

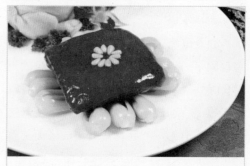

松子焖酥肉

原材料 五花肉250克，上海青150克，松仁10克

调味料 盐3克，白糖10克，酱油、醋、绍酒各适量

做 法 ①五花肉治净；上海青洗净备用。②锅中水烧开，放入上海青焯熟，捞出沥干摆盘。③起油锅，入白糖烧化，再加盐、酱油、醋、绍酒做成味汁，放入五花肉裹匀，加适量清水，焖煮至熟，盛在上海青上，用松仁点缀即可。

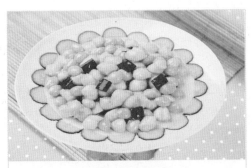

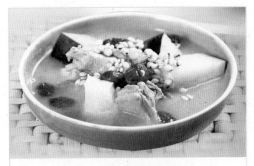

银杏爆凤丁

原材料	鸡脯肉、银杏各200克，黄瓜80克
调味料	盐3克，味精2克，料酒10克，淀粉20克，红椒片30克
做 法	①鸡脯肉洗净，切丁，用盐、料酒、淀粉腌渍；黄瓜洗净，切片，摆盘；银杏去壳洗净，焯水后捞出。②油锅烧热，下鸡丁爆炒2分钟，放入银杏、红椒同炒片刻。③调入味精炒匀，淋入香油即可。

冬瓜薏米煲老鸭

原材料	冬瓜200克，鸭1只
调味料	姜10克，红枣、薏米各少许，盐3克，鸡精2克，胡椒粉2克，香油5毫升
做 法	①冬瓜洗净，切块；鸭治净，剁件；姜去皮，切片；红枣洗净。②锅上火，油烧热，爆香姜片，加入清水烧沸，下鸭焯烫后捞起。③将洋鸭转入沙钵内，放入红枣、薏米烧开后，放入冬瓜煲至熟，调入盐、鸡精、胡椒粉，淋入香油拌匀即可。

孕期检查与疾病预防

进入孕10月，由于内分泌变化和膨大子宫的压迫，会出现一些不舒服的症状。在分娩后，这些不舒服都会自然消退。但如果出现了下述中的急症症状，应立即去医院就诊。

① 过期妊娠怎么办

凡平时月经周期规则，妊娠达到或超过42周，称为过期妊娠。其发生率占妊娠总数的5%～12%。过期妊娠的胎儿围产病率和死亡率增高，并随妊娠延长而加剧，妊娠43周时围产儿死亡率为正常的3倍，44周时为正常的5倍。且初产妇过期妊娠胎儿较经产妇危险性增加。

为了预防过期妊娠的发生，在还没有怀孕的前半年，女性就应及时记录每次的月经周期，以便能推算出较准确的排卵期和预产期。而且应在停经后两个月便去医院检查，以后定期产前检查，尤其在37孕周以后每周至少做一次产前检查。

如果预产期超过一周还没有分娩征兆，更应积极去检查，让医生根据胎儿大小、羊水多少，测定胎盘功能、胎儿成熟度或者通过"B超"来诊断妊娠是否过期，从而对过期妊娠的孕妈咪尽早采取引产措施，及时终止妊娠，以减少过期产和胎儿过熟所致的围产儿病率和死亡率。

此外，如前所述，孕妈咪也可以自测胎动，如果12小时内胎动数少于20次，说明胎儿异常。少于10次，说明胎儿已很危险，应立即求医。如果确诊为过期妊娠，应由医生及时引产。

❷ 孕41周时可到医院催产

催产可以说是孕妈咪期盼自然产的最后关键，过去产科认为要过了42周医生才需要为孕妈咪做催产，但现今医学发现，42周后孕妈咪的胎盘可能已经老化（48%的人已经是第三级），其功能变差，羊水也变少了，事实上，这个时候催产的效果并不佳，所以现在只要过了40周仍未生产即可进行催产

♥ 孕妈咪的阳光"孕动"

到了临产前孕妈咪的身体非常笨重，几乎进行不了什么活动了，但是简单的活动还是可以的，而且也非常有必要。

❶ 正确进行日常活动

由于这时孕妈咪的行走、睡眠等日常活动都会受到宝宝的影响，为了保证孩子的健康成长和维护孕妈咪自身的健康，怀孕以后应当注意保持正确的活动姿势。

站立的时候，要保持两脚的脚跟和脚掌都着地，使全身的重量均匀地分布在两只脚上，双膝要直，向内向上收紧腹壁，同时收缩臀部，双臂自然下垂，头部自然抬起，两眼平视前方。

平时行走时，应该抬头、挺直后背、收紧臀部，保持全身平衡，稳步行走。

坐下时，最好选择用直背坐椅，先保持背部的挺直，用腿部肌肉的力量支持身体坐下，使背部和臀部能舒适地靠在椅背上，双脚平放在地上。起立时，要先将上身向前移到椅子的前沿，然后双手撑在桌面上，并用腿部肌肉支撑抬起身体，使背部始终保持挺直，以免身体向前倾斜，牵拉背部肌肉。

❷ 满37周后多做助产运动

虽然过期妊娠的发生的原因还不明确，但绝大部分产科医生认为这跟孕妈咪本身的体质及怀孕后期是否做适度的运动有关。因此，到了怀孕后期（尤其满37周之后），如果产检一切正常（包括胎儿体重超过2500克、孕妈咪无妊娠并发症等），孕妈咪要做好即将生产的准备，可以多做以下运动：

每天散步30分钟以上，适合所有孕妈咪。

每天缓慢上台阶数次，适用喘得不会太厉害、不会造成异常宫缩的孕妈咪。

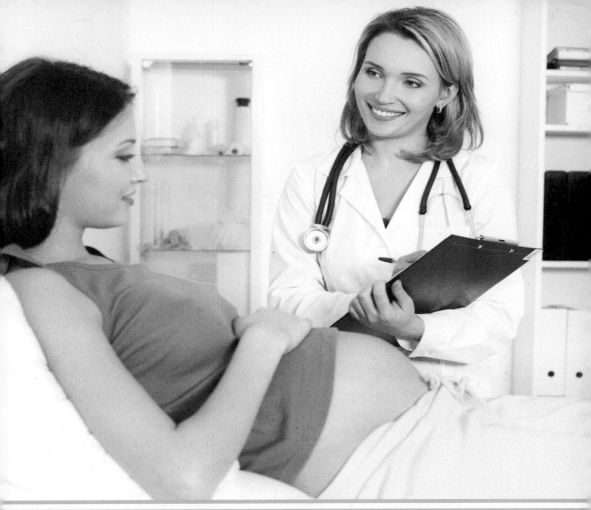

PART3

产前准备、产后护理和保健

●经过10个月的孕育，终于要生产了。但由于产妇情况不同，所以生产方式也因人而异。为了应对各种情况，产妇就要学习关于生产的知识。本章将会介绍关于产妇产前准备、产后护理和保健的知识，详细分析分娩方式、分娩前的检查、分娩时刻以及产后生活护理等准爸妈关心的问题，为即将分娩的产妇提供全面的指导。

做好生产前的准备

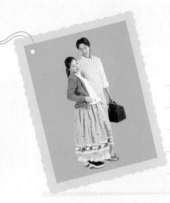

◎在迎接宝宝来临之前，除准备临产和宝宝物品之外，准妈咪还需要和医生一起制定分娩计划，了解不同的分娩方法，做好去医院的各项准备工作。此外，还需要做到睡眠充足，营养足够，体力充沛。这些，你都准备好了吗?

❤ 自然分娩与剖腹产分娩

胎儿分娩主要是阴道自然分娩和剖腹产两种方式。这两种分娩方式哪种更好，对性生活有没有影响，这是许多人关心的。下面我们来详细解析下这两种分娩方式。

❶ 自然分娩

自然分娩是指在有安全保障的前提下，通常不加以人工干预手段，让胎儿经阴道娩出的分娩方式。自然阴道分娩是最理想、对母婴健康最安全的分娩方式。它最基本的条件是决定分娩的三因素——产力、产道及胎儿均正常且三者相适应。孕妇在决定自然分娩时，应先了解何时预产及生产的全过程。

自然分娩是一种自然的生理现象。采用这种方式分娩的好处是：首先，临产时随着子宫有节律的收缩，胎儿的胸廓受到节律性的收缩，这种节律性的变化，使胎儿的肺部迅速产生一种叫做肺泡表面活性物质的磷脂，因此出生后的婴儿，其肺泡弹力足，容易扩张，能很快建立自主呼吸；其次，在分娩

时，胎儿由于受到阴道的挤压，呼吸道里的黏液和水分都被挤压出来，因此，出生后婴儿患有"新生儿吸入性肺炎"、"新生儿湿肺"的相对减少。另外，随着分娩时胎头受压，婴儿的血液运行速度变慢，相应出现的是血液充盈，兴奋呼吸中枢，建立正常的呼吸节律。而分娩阵痛也使子宫下段变薄，上段变厚，宫口扩张，产后子宫收缩力会更强，有利于恶露的排出，也有利于子宫复原。

经阴道分娩才是正常的分娩途径，没有疼痛就没有生育，这犹如真理般的定数却让很多女人望而生畏。不过每个准妈咪分娩的过程也是因人而异的，身体和精神状况都会对产痛的剧烈程度和长短产生影响。

❷ 剖腹产分娩

剖腹产就是剖开腹壁及子宫，取出胎儿，是一个重要的手术助产方法。一般来说，自然分娩对大部分的准妈咪而言，相对比较安全且伤害性较小，但是在一些特定的适应证之下，有些妈妈则需要接受剖

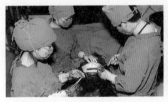
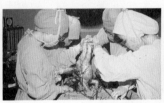
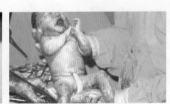
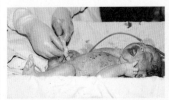
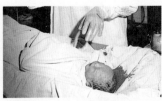

宫生产，而有些妈妈甚至是在顺产已经开始阵痛之后，才临时选择剖腹产的。

用什么方式，采取何种方法分娩，医生会对准妈咪做仔细的检查和充分估计。如果在分娩前或待产过程中出现了对分娩确有困难的因素，对母婴不利，就要决定做剖腹产。通常情况下，产妇或胎儿出现以下问题时，采用剖腹产分娩更有利于准妈咪和新生儿的健康。

产妇方面：产程迟滞、产道异常、宫缩乏力、产程延长经过处理无效、前置胎盘、胎盘早剥、子宫先兆破裂；胎位不正如横位、额后位不能经阴道分娩；有剖腹产史，前次剖腹产是古典式切口愈合不佳或曾作过子宫肌瘤剜除术；高龄初产、妊娠高血压症、引产失败、骨盆狭窄或抬头与骨盆腔不对称等。

胎儿方面：胎儿宫内窘迫治疗无效；脐带脱垂、胎心尚好、估计短期不能经阴道分娩；胎盘功能严重减退及羊水过少；臀位胎儿较大、多胞胎、胎儿过大等。

一般情况下，剖腹产分娩会在准妈咪全身麻醉或隔膜外麻醉后实施。作为手术前的准备，护士将清除产妇膀胱内的尿液，然后插入导尿管。另外，用消毒液清洗产妇的腹部，然后遮盖消毒的手术服。在手术过程中，准妈咪几乎感觉不到痛感。在非紧急情况下，手术一般是在阴部上方做一横向的切口。而紧急时，手术切口一般是由脐部下方至阴部上方做一纵向切口。纵向切口有助于胎儿的快速离体。剖腹产后，产妇一般需住院观察2~4天，医生会尽量鼓励产妇早日离床进行一般性的活动，以利于伤口的愈合及减少并发症发生的可能性。术手一两个星期伤口便会愈合。

剖腹产手术过程

◎麻醉的同时消毒手术部位，并切剖孕妇的腹部（麻醉后如果不马上做手术，麻醉药会影响胎儿）。3~5分钟后，先娩出胎儿的头部。

◎只要拿出胎儿的头部，婴儿的身体自然会露出子宫外面。

◎脐带的脉搏停止跳动后，慢慢地切断脐带。

◎把婴儿转移到婴儿床上，并处理肚脐等部位。利用工具清除口腔内的脏物。

◎为了保持体温，擦拭干婴儿身上的水分。

一旦结束这些过程，新生儿就离开妈的身边，在新生儿病房接受保护。剖腹产的优点是，不需要承受强烈的阵痛，而且轻松地分娩。另外，胎儿不需要经过妈妈狭窄的产道。分娩（Labor）的原意是"劳动"。如果身体虚弱，或者很难自然分娩，最好实施剖腹产手术。

分娩前的检查

为了优生优育，每个孕妇都不可忽略分娩前的检查。但也不要太紧张，产前的检查是为了让医生了解情况，选择适合孕妇的分娩方式，让孕妇们顺利安全地将宝宝生下，迎接新生命的诞生的，所以意义重大。分娩前需做一下检查。

① 彩超检查

主要是最后看看胎儿有没有脐带绕颈，脐脑动脉的血流好不好等情况，最后确定一下胎位。

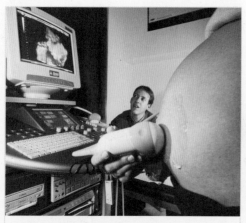

◎通过分娩前检查，医生可明确产妇是否确已破膜，以及胎儿的情况。

② 阴道检查

这是必须要做的检查项目，主要是对宫颈、阴道、外阴进行检查，从外而内，先是看外阴，然后检查阴道和宫颈。阴道内的检查，主要看是否有湿疣、血管扩张、阴道畸形、阴道横膈、阴道纵隔、双阴道等与分娩相关的情况。目的是确认准妈咪是否临产，产程进展如何，胎位是否正常，有无难产可能，骨盆是否足够宽大等。

③ 测宫高与腹围

分娩前通过测量宫高和腹围，可以估计胎儿的体重。同时根据宫高妊娠图曲线以了解胎儿宫内发育情况，比如是否发育迟缓或巨大儿。

④ 血压、心率、体重测量

在分娩期间，应定时测量血压、心率，发现两者变化。测量体重，是为了了解水肿情况，预防妊娠高血压综合征等出现。孕晚期体重增加比早期明显。从表面看水肿不明显，但测体重时，如发现重量较上周测量时增加超过0.5千克以上，就可能是隐性水肿，应提高警惕，预防产前惊厥等问题的产生。

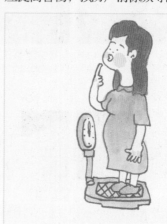

◎定期测量体重，及时发现不良情况。

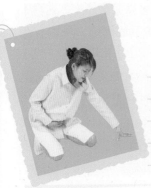

分娩时刻

◎应对分娩的时刻，每个女人都会感到无比幸福和骄傲，但同时又会有些不安。临产有哪些征兆？分娩疼痛是否能忍受？怎样才能顺利分娩……就让我们一起来学习如何更好地度过这生命中最重要的时刻吧！

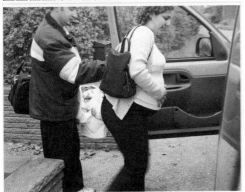

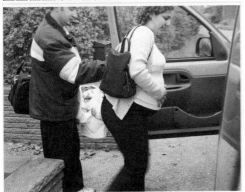

◎一旦产妇的身体出现生产的变化，孕妈咪就应及时前往医院待产。

♥ 临产时身体的变化和标志

生产究竟是怎样开始，又是怎样进行的呢？如果知道一些概况，那么真正生产时，就不会惊慌。临产前产妇和胎儿都会出现一些变化，了解了这些知识后，相信孕妇就能沉着地面对生产了。

① 产妇身体的变化

接近生产时，产妇的身体会出现各种变化，形成自然地完成生产准备的征兆。这些征兆可以由母体自己感受到，也可由医生检查加以确认。

最明显的征兆就是骨盆有下降的感觉，产妇还会感到频繁腹胀，这属于生理性腹胀，不需担心，只需躺一会就可以缓解。这时，作为子宫出口的子宫颈管，为了胎儿的出生逐渐柔软起来。因为子宫颈管黏液分泌旺盛，所以阴道分泌物也会增加。另外，胎儿一旦入盆，常会引起脚跟痛，膀胱受压导致尿频。同时，由于胃部受压减轻，所以有些准妈咪会食欲大增。

上述的种种变化是因人而异的，准妈咪既有早早就感觉到的，也有直至生产开始也没能感受到，千万不要过于神经质地等待生产，而应以冷静的心态，做好万全的心理准备。一旦出现生理的变化，应及时前往医院。

② 胎儿的变化

进入妊娠最后1个月，胎儿的平均体重达到2500克左右。到了预产期，胎儿的皮下脂肪增加，身体变得圆乎乎的，平均体重在3000克左右。这时的胎儿在为能在

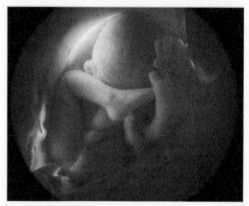
◎进入妊娠最后一个月，胎儿的体重增加到2500克左右。

母体外顺利生活而积蓄能量。

胎儿身体外面有一层叫做胎脂的脂肪，胎儿的肌肉被胎脂覆盖，整个身体也被胎脂包围。胎脂具有避免体内热量散失，保持体温恒定的作用。这时，胎儿已经做好了出生的准备。随着生产一天天临近，胎头也开始入盆。因为胎头被固定，所以胎动就变少。实际上，只有一半的产妇在生产前胎头入盆，很多产妇在阵发性腹痛出现后，胎头才入盆。

❸ 临产的标志

妊娠后期接近预产期的时候，夫妻都关心着分娩时刻的到来。那么，怎样才能知道快要临产了呢？一般来说，准妈咪在足月前后出现以下情况之一者，说明已近临产，应该住进医院待产。

出现规则的子宫收缩：孩子出生的日子快要到时，准妈咪会感到腹部有比较频繁的子宫收缩的感觉，他的特点是收缩力弱，持续时间短而不规则，收缩的强度并不逐渐加强，没有阴道流血和流水，有时

休息后，子宫收缩可以完全停止，这种不规则的子宫收缩并不是临产，所以称为"假临产"，不必马上去医院待产。当出现有规律的子宫收缩，每隔10～15分钟1次，每次收缩持续时间为几十秒钟，即使卧床休息后宫缩也不消失，而且间隔时间逐渐缩短，持续时间渐渐延长，收缩的强度不断增强，这才是临产的开始，应该立即去医院待产。

见红：分娩开始之前的24小时内，阴道会排出一些血性黏膜，俗称"见红"。所以，当产妇"见红"时，表示23小时内即将临产，应该立即去医院待产。

破水：由于子宫收缩不断加强，子宫内羊水压力增高，羊膜囊破了，"胞浆水"流出，此时称为破膜。应立即平卧送医院待产，一般在破膜24小时内临产。以往有急产、过期产的产妇，应根据具体情况决定住院的日期。

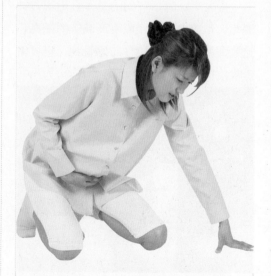
◎妊娠后期，当孕妈咪出现规则的子宫收缩、见红、破水等症状时，可能是宝宝要出生了。

● 生产时可能会遇到的问题

分娩开始了，宝贝就要出生了，这是多么令准妈咪激动的时刻！可在这个过程中，却常常会发生一些意外，导致不良结果。下面讲解一些分娩时可能遇到的意外以及如何处理。

① 产程延长

初产妇平均分娩时间为8～16小时。不过每个人的分娩进度不同，医学上人为的把产程全过程分为潜伏期、活跃期、分娩期等，每个阶段有一定的时限，但如果超出平均时间过多胎儿仍未娩出，就是产程延长。

最常见的原因就是宫缩乏力；其次是软产道坚韧或骨盆狭窄使胎头无法下降；第三是胎头进入骨盆腔的方向异常造成胎位异常，或脐带缠绕妨碍了分娩进行。

产程延长会使胎儿在产道长时间遭受挤压，造成胎儿宫内缺氧，产妇因长时间不能分娩而造成体力过度消耗、产后出血、产后感染。因此当出现产程延长时，医生会积极寻找产程延长的原因，积极处理。如果是宫缩乏力可以采取前面说的措施加强宫缩。若是产妇极度疲劳，可以通过休息和供给能量进行调整。如果采取相应措施后分娩仍无法进展，就可能是胎头与骨盆不一致（头盆不称），就要选择其他分娩方式。

② 宫颈口打不开

分娩的第一阶段，也就是宫颈口打开3指之前的速度是非常慢的，但它并不是单纯地打开这么简单。宫颈在打开的同时会变得越来越薄，从厚厚的变成薄薄的一层，变得像纸一样薄。假如你还处于分娩第一阶段，而且还没有破水，那么医生一般都会建议你等待。这样可能会消磨你的意志，但如果医生采取行动介入的话，到最后很可能就得动手术了。

不过，如果准妈咪已经进入分娩第二阶段（宫颈打开3指以上），而宫颈打开的速度不够稳定（正常情况下，应该是每小时打开1指），医生首先会了解宫颈没有打开的原因，是胎位不正，宫缩不够强烈，还是准妈咪的用力的姿势不正确。有时医生会采用催产素来加快分娩的速度。

③ 子宫收缩乏力

良好的子宫收缩应该是宫缩间隔2～3分钟一次，持续40秒左右，宫腔压力大于50毫米汞柱（指压子宫肌壁不出现凹陷）。如果宫缩持续时间短，间歇时间长且不规律，宫缩高峰时用手指压子宫底部肌壁仍可出现凹陷，就称之为"子宫收缩乏力"。这是最常见的一个问题，尤其是高龄产妇更容易出现。

产力是分娩的动力，它同时又受胎儿、产道及产妇精神心理因素的制约。对分娩有顾虑的产妇，尤其是35岁以上的初产妇，精神过度紧张易使大脑皮层功能紊乱，再加上睡眠减少，进食不足以及过多的体力消耗，均可导致宫缩乏力；胎儿大小不相适应或胎位不正，如臀位，则胎儿先露部位下降受阻，不能紧贴子宫下段及宫颈内口，因而不能引起反射性子宫收缩也会导致宫缩乏力。由于缺乏有效的产力，又使得宫口扩张缓慢及胎头下降延缓，也会出现产程异常导致难产。

④ 子宫破裂

子宫破裂是指子宫体部或子宫下段在妊娠期或分娩期发生破裂，这个问题多发生在分娩生产时，个别发生在妊娠晚期。子宫破裂为产科最严重的并发症之一，常引起产妇和胎儿死亡。

子宫破裂的发生，多与阻塞性分娩、不适当难产手术、滥用宫缩剂、妊娠子宫外伤和子宫手术瘢痕愈合不良等因素有关。据最新的调查显示，多次的剖腹产，发生子宫破裂的概率越高，这可能与子宫伤口愈合的程度比较有关系。多次的剖腹产切口愈合，主要是纤维组织而非肌肉，纤维组织较无弹性，无法像子宫肌肉般收缩及伸展，因此破裂的概率比较高。

因此，前胎剖腹及子宫有过手术的产妇，在分娩时，要严密观察产程进展情况，及时发现异常，如有不舒服的感觉马

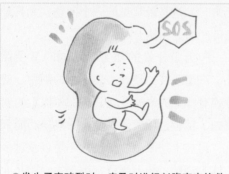

◎发生子宫破裂时，应及时进行剖腹产来挽救母婴。

上告诉医生。同时要注意观察腹部是否有病理性缩复环的出现，如果有这种情况要及时告知医生，以防子宫过于强烈收缩而使胎宝宝下降受阻，从而造成子宫破裂。

另外，产妇进行剖腹产手术时，尽量采取子宫下段切口，这样的切口再次妊娠时发生子宫破裂的概率要小。而前次做过剖腹产的产妇，则应试着自然分娩。但其产程时间如果过长，发现有先兆子宫破裂的征象时，切不可再坚持进行自然分娩。因为在娩出的过程中，有可能促使子宫破裂的发生，应该分秒必争地做剖腹产来挽救母婴，避免任何阴道操作，以防子宫破裂。

⑤ 胎盘早期剥离

胎盘是从母亲那里供给胎儿养料——气的器官，因此胎盘和宫壁紧密相联，以保证胎盘功能正常。但是当一些原因，如妊娠高血压综合征引起的血管痉挛，或外伤等使胎盘提前从子宫壁剥离，医学上称为"胎盘早期剥离"，是非常危险的。这种情况会危及母儿性命，必须引起警惕。孕妇虽无法知道胎盘已剥离，但当有妊娠高血压综合征或外伤的孕妇出现腹部不间断的疼痛，阴道有出血症状时，应该考虑有可能发生了胎盘早期剥离。

一旦有以上情况，应立即到医院就诊。为了挽救胎儿的生命，医生会实行急诊手术。因此孕期要加强产前检查，积极预防和治疗妊娠高血压综合征，对合并高血压病、慢性肾炎等高危妊娠孕妇应加强管理，妊娠晚期此类孕妇应避免仰卧位及腹部外伤。

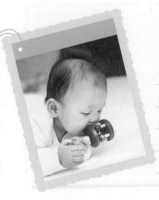

孕妈妈生产后的护理与保健

◎生孩子确实是一项相当艰苦的体力劳动，这里我们总结了一些护理和保健细节，以帮助新妈妈在结束这项艰苦的工作之后在身体和精神上都尽快找回最佳状态。

♥ 产后24小时自我护理

产妇在生产后的24小时内，要非常注重自我的护理，包括观察出血量，多喝水，多吃蔬菜水果，走一走，动一动，关注初乳的情况等等，这些小细节都能决定产妇的身体状态。

① 观察出血量

产后出血是产妇第一天最需要关注的问题。此时，产妇不管再疲乏、再虚弱，观察自己的出血量也是非常必要的。产妇在分娩后两小时内最容易发生产后出血，凡产后2小时出血400克，24小时内出血500克都可诊断为产后出血。产后出血的问题可大可小，但出血过多可导致休克、弥漫性血管内凝血，甚至死亡，所以，孕妇在分娩后仍需在产房内留心观察。此时要注意的是，子宫收缩乏力也会引起产后出血。另外，产妇在上厕所时应注意把卫生护垫等收集起来，不要丢弃，如出血量较多，或阴道排出组织都应及时告知医生。

② 定时量体温

产妇生产后，一定要养成定时量体温的好习惯。若是出现产后发烧，千万不要以为只是头痛脑热而等闲视之。此时发烧最常见的原因是产褥感染。引起感染的原因很多，有产道感染、泌尿系统感染、乳房感染等。女性因为在产后体力要比平时差很多，又伴有子宫出血，且子宫口松弛，所以，阴道本来就有的细菌或外来的细菌就容易在此时滋生，并蔓延到生殖道或侧切伤口，这时恶露有味，腹部会有压

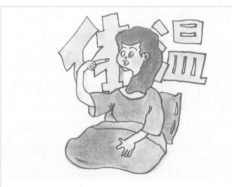

◎产妇生产后要养成定时量体温的好习惯。

痛。如果治疗不及时，可能会转为慢性盆腔炎，且会长期不愈。毒性大的细菌，还可能引致对人体危险很大的腹膜炎或败血症。因此，产妇要注意观察自己的体温，同时多喝水，注意摄入营养，如果高烧连续不退就得赶紧找医生了。

值得注意的是，由于过度疲劳，产妇在刚生产后的24小时内，也有可能发烧，但之后，体温都应该恢复正常。如有发烧，必须查清原因，适当处理。另外，个别妈妈乳胀也可能引起发烧，但随着奶汁排出，体温将会下降；如果奶汁排出后仍不退烧，就可能是别的原因。

③ 多喝水

如果是顺产的产妇，那么下了产床后要多多地喝水，因为在生产过程中，胎头下降会压迫膀胱、尿道，使得膀胱麻痹以及产后腹壁肌肉松弛，而排不出尿。而膀胱过度充盈会影响子宫的收缩，也会导致产后出血。此外，由于产程中失血，以及进食过少也会导致体液丢失，因此要注意多喝水补液。

④ 适当活动

很多产妇在生产后的第一天基本上是躺着度过的。其实，如果是顺产的话，产妇可以在产后6~8小时，剖腹产的产妇在术后24小时都可以坐起。

产妇生产后要多坐少睡，不能总躺在床上。因为躺在床上不仅不利于体力的恢复，还容易降低排尿的敏感度，这就有可能阻碍尿液的排出，引起尿潴留，并可能

导致血栓形成。因此，如分娩顺利，产后可根据体力恢复情况下床，适当活动一下。一般情况下，产后24小时可以随意活动，但要避免长时间站立、久蹲或做重活，以防子宫脱垂。

⑤ 多吃蔬果

产妇生产后，特别是第一天的24小时内，应该吃一些稀软但含有丰富营养的食物，如肉、蛋、鱼和豆腐之类。同时，富含膳食纤维的新鲜蔬菜和水果，不仅能让产妇增加维生素的摄入，而且对防止便秘也有帮助。另外，要注意荤素搭配，膳食多样化，以帮助产妇开胃口。若是产妇有贫血症状，就要多吃些猪肝、鸭血和菠菜；若是产妇有抽筋和关节痛症状，则要继续服用钙片。此外，为了泌乳正常，晚上产妇也可以再进食一次半流质或点心一类的夜宵。

⑥ 注意休息

产后24小时，产妇除了要观察出血量、多喝水、定时量体温、适当活动、多吃蔬菜水果之外，由于分娩的过程耗尽

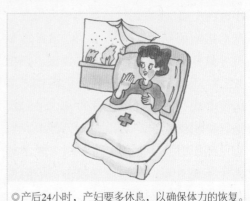

◎产后24小时，产妇要多休息，以确保体力的恢复。

了其体力，因此，在这段时间里，对于产妇来说，最重要的还是休息，以确保体力的恢复。现在很多都是母婴同室（宝宝与母亲在一起），每隔3~4小时产妇就要哺乳，又要给孩子换尿布，孩子一哭闹，母亲就更没时间睡觉，所以产妇应争取时间休息。

有的产妇在产后24~28小时内，常会感到心慌、胸闷、不能平卧、气急，这是因为妊娠时，随着胎儿逐渐长大，子宫也跟着增大，从而使得横膈上升，将心脏推向了上方，无形中，心脏的工作量逐渐加大，心脏会略有肥大和心率加快的现象。等到了临产时，每一次子宫收缩都会增加心脏的负担。而胎儿娩出后，胎盘排出，子宫又骤然缩小，原来子宫与胎盘之间建立起来的血循环也一下子停止，导致子宫内的血液会突然都进入母体的血循环。这一系列的变化，都是对新妈妈心脏的严峻考验，因此，若是生产后产妇发现心脏不适等异状，一定要及时告诉医生。

❼ 关注初乳

产妇生产后，体内激素水平发生变化，乳房即开始分泌乳汁。但泌乳有一个质与量的逐渐变化过程：一般把生产后4~5天以内的乳汁称作初乳，生产后6~10天的乳汁称作过渡乳，产后11天到9个月的乳汁称为成熟乳，10个月以后的乳汁叫晚乳。

母乳第一天会分泌少量黏稠、略带黄色的乳汁，这就是初乳。初乳含有大量的抗体，可以保护婴儿免受细菌的侵害，所以这个时候应尽可能地给婴儿喂初乳，以减少新生儿疾病的发生。其次，哺乳的行为可刺激产妇大脑发出信号增加乳汁的分泌。因此，在产后第一天尽早地给孩子哺乳，可形成神经反射，增加乳汁的分泌。妈妈也可多吃一些增加乳汁分泌的食物，如花生煲猪蹄、鱼汤等。总之，初乳不可浪费，一般来说，当宝宝脐带处理好后，妈妈就可以尝试给孩子喂奶了。

产妇的生活保健护理细节

新妈妈在生产后，除了在生产后的24小时内要非常注重自我的护理外，在产后的恢复期间，也需要注意一些生活保健护理的细节。诸如产后能否下床活动，产后能不能洗头，怎样预防产后乳房下垂，产后会阴伤口如何自我呵护，产后为何掉头发，产妇怎样看电视有利于保健等等，这些知识都是需要新妈妈们有所了解和掌握的。

❶ 分娩后请别过早瘦身

正常情况下，女性怀孕后的体重是一定会增加的，通常比怀孕前增加10~15千克，而宝宝降生后，产妇体重也会比怀孕前重5千克左右。这些增加的重量包括增大的乳房、子宫和部分增加的脂肪，在度过产后的42天和哺乳期后这些重量会逐渐消失，所以新妈妈分娩后不要急于将这部分增加的体重减去。

在怀孕期间，孕妇盆腔内的韧带、肌肉、阴道黏膜等都被拉长，变得松弛，以利于宝宝的分娩。宝宝出生后，这些松弛的组织可以逐渐恢复到产前的状态。如果新妈妈在产后早早地节食，参加运动，必然要影响母乳的质和量，从而间接地影响宝宝的健康。并且，通常健美运动主要侧重于躯干和四肢的运动，在运动的过程中，腹肌紧张增加腹压，会使盆腔内的韧带、肌肉承受来自上方的压力，加剧了松弛的状态。过早、长时间的健美运动使盆腔韧带发生严重松弛后，会导致子宫、膀胱、直肠突向阴道，造成子宫脱垂、尿失禁和排便困难。这些症状在产后往往不会马上出现，而常常在十年后逐渐明显，致使这些妈妈们不得不到医院就诊。

一般情况下，产后运动（包括臀部上提、收缩肛门、仰卧起坐等方法）可以在

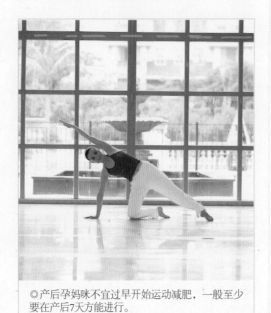

◎产后孕妈咪不宜过早开始运动减肥，一般至少要在产后7天方能进行。

产后7天进行（剖腹产后10天），每天运动1～3次，每次3～10分钟。另外，在怀孕后产妇要注意自己的饮食，不要过早地进食甜食和小糕点、饼干等食品。

❷ 产后减重须知

产后护理对产妇恢复身体健康、婴儿健康成长都是非常重要的。虽然我们主张产妇不要过早地瘦身，但是许多产妇在产后往往摄取过多的热量、脂肪、胆固醇，致使腰围不降反升，造成产后肥胖，所以，产后减重也成为产妇生产后一个主要的倾向。那么，怎样小心护理才能帮助产妇们顺利减重呢？请参考下面的几点来进行。

（1）产后减重黄金时期

一般来说，产后肥胖的定义与一般人肥胖的定义并无不同，通常医生或营养师建议，怀孕期间以增加11千克的体重为原则，怀孕前体重较轻的妇女，所增加的体重应该稍多一些；体重较重的妇女，则不要增加太多的体重。

产后有没有及时减重，和以后体重的增加多少有至关重大的关系。产后6个月是控制体重的黄金时期，如果产后6个月内能够恢复到怀孕之前的体重，则8~10年后，体重平均增加2.4千克；如果产后体重无法下降，则8~10年后，平均体重会增加8.3千克。产后参加运动和哺喂母乳的妇女，体重一般不会增加，如果能哺喂婴儿到3个月以上，则减重的效果将会更好。

（2）产后摄入理想的热量建议

如果是工作劳动量低的妇女，一天

摄入热量大约6.488千焦就足够了；如果是从事较重劳力工作的妇女，其一日的热量大约也只需要9.753千焦。怀孕的第二期和第三期，每天要多摄取1.255千焦热量，哺乳期则每天要多摄取2.092千焦热量。另外，有许多的报告发现，产后每天摄取8.371~9.627千焦的热量，不但有利于控制体重，而且不会影响哺喂母乳。以一天少摄取1.674千焦来说，一个月大概可以减少1.5千克体重。哺乳期的妇女如果每天少摄取2.092千焦热量，每星期做4次运动，每次运动45分钟，每个月可以减少2千克的体重，且不会影响宝宝的成长。

（3）使用减肥药的注意事项

产后瘦身最好从饮食与运动着手，不要有快速减肥的期待，哺乳的妇女以一星期减少0.5~1千克最适宜，6个月内减少10%的体重是最理想的情况。至于减肥药物，医生则会建议体重过重[标准体重（BMI）>27，BMI=体重的千克数÷身高米数的平方]的妇女才考虑使用，对于产后身体恢复情况不是很好的产妇，医生通常都不建议在产后使用。理论上来说，医生处方的减肥药并不会对哺乳有影响，使用者并不需要太过担心，但减肥药所产生的副作用因人而异，再加上坊间有许多不合法的减肥药，使用后会对身体造成伤害，因此最好经过医生的评估与建议之后再使用，而且坐月子和哺乳期间最好不要使用药物。

（4）参加产后体重控制班

针对产后体重过重的妇女，可以借由减肥班的课程，达到健康瘦身的目的。现在很多私人妇产医院已经提供了相关的课程，结合了减重医学、女性内分泌学、减重心理学、营养学及有氧运动的知识，让参与者不但可以达到有效且健康地减重，饮食及心理观念的校正，并可使复胖的概率降到最低。

❸ 产妇要走出不能洗头、洗澡的误区

传统的观点认为，产后一个月，也就是我们常说的"坐月子"期间，产妇是不能洗头、洗澡的；如真的要清洁身体，也要在产后一周，煲姜皮水来洗身，至于洗头，老人家更认为是不可能的事，产后坐月子那三十天，绝对不可洗头。其实，在炎热的夏天，一个月不洗头不但不卫生，还可能造成头皮发炎。不洗澡汗液在皮肤停留会堵塞毛孔，造成皮肤发炎，长痱

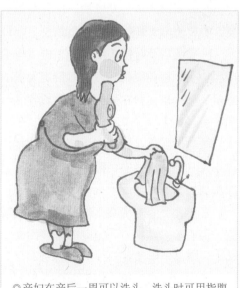

◎产妇在产后一周可以洗头，洗头时可用指腹按摩头皮，洗完后立即用吹风机吹干。

子，不洗澡还可使会阴部滋生细菌，易使会阴伤口感染。

一般情况下，产妇身体健康的，在产后一周就可以洗澡、洗头了，但必须坚持擦浴，不能洗盆浴，以免洗澡用过的脏水灌入生殖道而引起感染。正常的情况，在保证室内温度适宜的情况下，在产后6天就可以洗淋浴。

产后更应注意保持皮肤和会阴的清洁，可使用弱酸性的沐浴用品清洁外阴。在坐月子期间，在沐浴完和洗完头后，最好赶快在房间内擦干，以免着凉，沐浴后穿好衣服，衣物应宽松柔软，注意保暖。同时，产妇在坐月子期间，洗头、梳头还应该注意以下几点：

洗头时可用指腹按摩头皮，洗完后立即用吹风机吹干，避免受冷气吹袭。

洗头时的水温要适宜，不要过凉，最好保持在37℃左右。

一般来讲产后头发较油，也容易掉头发，不要使用太刺激的洗发用品。

洗完头后及时把头发擦干，再用干毛巾包一下，避免湿头挥发水时带走大量的热量，使头皮血管在受到冷刺激后骤然收缩，引起头痛。

洗完头后，在头发未干时不要结辫，也不可马上睡觉，避免湿邪侵入体内，引起头痛和脖子痛。

不要去美容院洗头，那里往往冷气较强，而且美容师也不一定立即给产妇吹干头发，容易发生受凉。

梳理头发最好用木梳，避免产生静电刺激头皮。

④ 产妇哺乳期内衣的选择和洗护

哺乳期是个非常时期，妈妈的乳房既要成为孩子成长的粮仓，同时也要保持以往的美观，此时，对内衣的选择有一定的要求。

内衣罩杯的角度明显上扬而且有深度，应是四分之四全罩杯，最好为较薄，有弹性的纯棉针织面料。

要选择前扣的或是罩杯可打开的款式，这样有利于哺乳婴儿。

罩杯的底边有钢丝托衬，它可给乳房一个向上的托起力，且钢托是用纯棉织物包裹制成。

内衣的肩带方向应垂直，而且要宽一些，这样不会因丰满的乳房造成肩部酸痛。

罩杯的下方底边要宽，由有弹性的面料制成，可以是棉加莱卡，在型号的选择上可稍大点，这样腋下及后背部就不会形成扎肉型的凹沟。

内衣的颜色不应选择纯白色的，因为纯白色含有漂白剂会使皮肤产生不适，对婴儿的健康不利。

选择了合适的内衣后，在内衣的洗护上也有一定的要求。养成了良好的洗护习惯，能在很大程度上保护产妇的健康。

不要使用漂白剂、洗衣粉、洗衣液等含某种化学药品的洗涤剂，应使用除菌消毒的香皂。在洗净后，完全冲干净并浸泡在清水中一会儿，特别是新买的内衣一定要经过此过程浸泡1小时以上。

内衣应单独洗涤，在阳光下晒半小时后转到通风处晾干。晾干后内衣应单独存放，不与其他衣服混合。

内衣洗净后，在穿着之前，最好用力抖去附着在内衣上的游离纤维，以免刺激乳头，造成乳腺管阻塞。

产妇产后身材的恢复没有那么迅速及时，除了内衣选择的方法要正确外，选择内裤时也需要注意。由于产后妇女形体改变较大，如腰、臀、大腿等部位与产前有很大不同，所以每个人都应根据自身的条件，选择收腰提臀高腰中腿束裤，高腰收腰束裤，提臀修腿束裤，平角内裤等。另外需要提醒产妇注意的是，切不可束得过紧。内裤的质地也应是有弹性的，支数高而精密的纯棉针织面料，如棉加莱卡面料，这种面料具有较强的支撑力与衬托力。

⑤ 产后应注意刷牙

产妇分娩时，体力消耗很大，犹如生了一场病，体质下降，抵抗力降低，口腔内的条件致病菌容易侵入机体致病。此外，由于产妇在产后坐月子期间，进食的多是富含维生素、高糖、高蛋白的营养食物，尤其是各种糕点和滋补品，都是含糖量很高的食品，如果吃后不刷牙，食物残渣长时间地停留在牙缝间和牙齿的点、隙、沟凹内，发酵、产酸后，会促使牙釉质脱矿（脱磷、脱钙），牙质软化，口腔内的致病菌趁虚而入，导致牙龈炎、牙周炎和多发性龋齿的发生。

为了产妇的健康，产妇不但应该刷牙，而且必须加强口腔护理和保健，做到餐后漱口，早、晚用温水刷牙；另外，还可用些清洁、有消毒作用的含漱剂，在漱口或刷牙后含漱，每次15克左右，含1~1.5分钟，每日3~5次。含漱后15~30分钟内勿再漱口或进食，以充分发挥药液的清洁、消炎作用。

⑥ 产后应怎样读书看报

产妇在生产后经过一段时间的休息，可使因妊娠引起的各种生理负担减轻或消失，体力逐渐恢复到妊娠以前的状态。如果产妇体力已完全恢复，当然可以读书看报。但前提是产妇在孕期没有合并妊娠高血压综合征，且血压正常，眼底没有改变，也没有其他疾病。但应注意下述事项，以利于产妇保健。

（1）姿势正确

读书姿势要正确。产后最初几天最好是半坐起来，选择舒适的位置看报读书，不要躺着或侧卧阅读，以免影响视力。

（2）适时适量

阅读时间不宜太长，以免引起视力疲劳；尤其晚上不能看得太晚，以免影响睡眠，睡眠不足会使乳汁分泌量减少。

（3）亮度适中

光线不要太强，以免刺眼，但也不要太暗，以免影响阅读，保持亮度适中即可。

（4）书籍内容温和健康

不要阅读惊险和带有刺激性内容的书籍，以免造成精神紧张，影响身体的康复。

产后妈妈的健康饮食

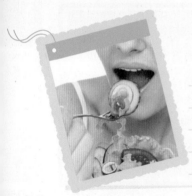

◎产妇生产后，身体非常虚弱，需要好好地进行饮食调养，才能更好地恢复到产前的状态。下面为您详解新妈妈饮食调养中的问题和月子餐，为家人合理安排新妈妈的饮食提供指导，使孕产妇和宝宝的营养达到最佳理想状态。

产后妈妈的饮食调养

产妇的营养主要是依靠饮食调养补充的。在产后的几个月内产妇需要调养自己的身体，提高抵抗力，同时还要将营养加以转化，通过乳汁输送给婴儿。因此妇女产后的营养需要比妊娠期要多，所以必须加强饮食调养，进食营养丰富的食物，科学配餐，补充足够的营养素，以满足体质需要。

❶ 剖腹产妈妈月子饮食要点

对于剖腹产的妈妈，在月子期间的饮食比起顺产的妈妈们，要更加注意，其饮食有五大要点。

（1）主食种类多样化

粗粮和细粮都要吃，而且粗精营养价值更高，比如小米、玉米粉、糙米、标准粉，它们所含的维生素B都要比精米、精面高出好几倍。

（2）多吃蔬菜和水果

蔬菜和水果既可提供丰富的维生素、矿物质，又可提供足量的膳食纤维素，以防产后发生便秘。

（3）饮食要富含蛋白质

应比平时多摄入蛋白质，尤其是动物蛋白质，比如鸡、鱼、瘦肉、动物肝、血所含的蛋白质。豆类也是必不可少的佳品，但无须过量，那样会加重肝肾负担，反而对身体不利，每天摄入95克即可。

（4）不吃酸辣食物及少吃甜食

酸辣食物会刺激妈妈虚弱的胃肠而引起诸多不适；过多吃甜食不仅会影响食欲，还可能使热量过剩而转化为脂肪，引起身体肥胖。

（5）多进食各种汤饮

汤类味道鲜美，且易消化吸收，还可以促进乳汁分泌。如红糖水、鲫鱼汤、猪蹄汤、排骨汤等，但须汤肉同吃。红糖水的饮用时间不能超过10天，因为时间过长反而使恶露中的血量增加，使妈妈处于一个慢性失血状态而发生贫血。但是，汤饮的进量要适度，以防引起妈妈胀奶。

❷ 月子里应注意补钙

产后妈妈特别是哺乳的妈妈，每天大约需摄取1200毫克钙，才能使分泌的每升乳汁中含有300毫克以上的钙。乳汁分泌量越大，钙的需要量就越大。同时，哺乳的妈妈在产后体内雌激素水平较低，泌乳素水平较高，因此，在月经未复潮前骨骼更新钙的能力较差，乳汁中的钙往往会消耗过多身体中的钙。这时，如果不补充足量的钙就会引起妈妈腰酸背痛、腿脚抽筋、牙齿松动、骨质疏松等这样的"月子病"；还会导致婴儿发生佝偻病，影响牙齿萌出、体格生长和神经系统的发育。

根据日常饮食的习惯，产后的妈妈每天要喝奶至少250克，以补充乳汁中所需的300毫克的优质钙，妈妈们还可以适量饮用酸奶，以提高食欲。另外，月

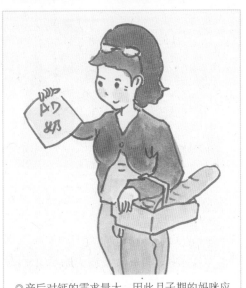

◎产后对钙的需求量大，因此月子期的妈咪应增强钙的补充。

子里的妈妈每天还要多吃些豆类或豆制品，一般来讲吃100克左右豆制品，就可摄取100毫克的钙。同时，妈妈也可以根据自己的口味吃些乳酪、海米、芝麻或芝麻酱、西蓝花及羽衣甘蓝等，保证钙的摄取量至少达到800毫克。由于食物中的钙含量不好确定，所以最好在医生指导下补充钙剂。需要注意的是，产后妈妈们补钙容易引起便秘，所以在选用补钙产品时首选带有山梨醇成分的，可有效润滑肠道，降低便秘发生率。妈妈也可以多去户外晒晒太阳，这样也会促进骨密度恢复，增加骨硬度。

❸ 催乳汤饮用注意事项

为了尽快下乳，许多产妇产后都有喝催乳汤的习惯。但是，产后什么时候开始喝这些"催乳汤"是有讲究的。产后喝催乳汤一般要掌握两点。

第一，要掌握乳腺的分泌规律。一般来说，初乳进入婴儿体内能使婴儿体内产生免疫球蛋白A，从而保护婴儿免受细菌的侵害。但是，有的产妇不知道初乳有这些优点，认为它没有营养而挤掉，这是极为错误的。初乳的分泌量不很多，加之婴儿此时尚不会吮吸，所以好像无乳，可是若让婴儿反复吮吸，初乳就通了。大约在产后的第四天，乳腺才开始分泌真正的乳汁。

第二，注意产妇身体状况。若是身体健壮、营养好，初乳分泌量较多的产妇，可适当推迟喝催乳汤的时间，喝的量也可相对减少，以免乳房过度充盈造

成乳汁淤积而引起不适。如产妇各方面情况都比较差，就喝得早些，量也多些，但也要根据"耐受力"而定，以免增加胃肠的负担而出现消化不良，走向另一个极端。

此外，若为顺产的产妇，第一天比较疲劳，需要休息才能恢复体力，不要急于喝汤，若是剖腹产的产妇，下乳的食物可适当提前供给。

❹ 产后正确的进食顺序

产妇在进食的时候，最好按照一定的顺序进行，这样食物才能更好的被人体消化吸收，更有利于产妇身体的恢复。

正确的进餐顺序应为：汤——青菜——饭——肉，半小时后再进食水果。

饭前先喝汤。饭后喝汤的最大问题在于会冲淡食物消化所需要的胃酸。所以产妇吃饭时忌饭后喝汤，或一边吃饭，一边喝汤，或以汤泡饭吃，这样容易阻碍正常消化。米饭、面食、肉食等淀粉及含蛋白质成分的食物需要在胃里停留1~2小时，甚至更长的时间，所以要在喝汤后吃。

在各类食物中，水果的主要成分是果糖，无需通过胃来消化，而是直接进入小肠就被吸收。如果产妇进食时先吃饭菜，再吃水果，消化慢的淀粉、蛋白质就会阻塞消化快的水果。如果饭后马上吃甜食或水果，最大害处就是会中断、阻碍体内的消化过程。胃内腐烂的食物会被细菌分解，产生气体，形成肠胃疾病。

🍎 营养月子餐

月子餐就是产妇在坐月子的时候吃的餐点，中国坐月子的习惯古已有之。这是因为，经过生产后，产妇的身体通常处于比较虚弱的状态，需要调理。另外，无论是母乳喂养的妈咪还是选择人工喂养，产后的新妈妈都需要充足的营养来维持自身身体的健康，以及胎儿的营养需求。

总的来说，产妇的膳食要清淡，食品种类要丰富，经常变化花样，多做高营养的汤水，少用煎、炸不利于产妇消化的烹调方法。饭菜要做得细软，以便于消化吸收。下面为你推荐一些适合月子期妈妈的食谱，让新妈妈们吃得营养，吃得健康。

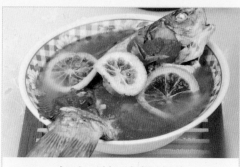

鲫鱼西红柿煲柠檬

原材料 鲫鱼1条，西红柿1个，柠檬3片

调味料 精盐5克

做 法 ①将鲫鱼洗净斩块焯水冲净浮沫，西红柿洗净切片，柠檬洗净切片备用。②煲锅上火倒入水，下入鲫鱼、西红柿、柠檬，调入精盐煲至成熟即可。

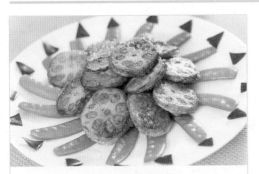

荷兰豆煎藕饼

原材料 莲藕250克，猪肉200克，荷兰豆50克

调味料 盐3克，味精1克，白糖3克

做 法 ①莲藕去皮，切成连刀块。②猪肉剁成末，拌入调味料；荷兰豆去筋，焯水。③将猪肉馅放入藕夹中，入锅煎至金黄色，装盘，再摆上荷兰豆即可。

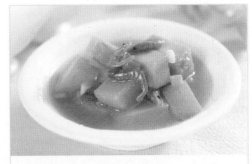

南瓜虾皮汤

原材料 南瓜400克，虾皮20克

调味料 食用油、盐、葱花、汤各适量

做 法 ①南瓜洗净切块。②食油爆锅后，放入南瓜块稍炒，加盐、葱花、虾皮，再炒片刻。③添水煮成汤，即可吃瓜喝汤。

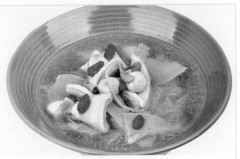

莲子枸杞煲猪肚

原材料 熟猪肚350克，水发莲子、枸杞各适量

调味料 精盐6克

做 法 ①将熟猪肚洗净、切片，水发莲子、枸杞洗净备用。②净锅上火倒入水，调入精盐，下入熟猪肚、水发莲子、枸杞煲至成熟即可。

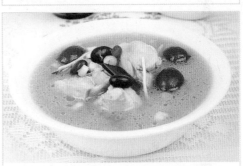

养颜老鸭煲

原材料 老鸭、黑豆、灵芝、桂圆各适量

调味料 盐少许，葱末、姜末各5克

做 法 ①将老鸭洗净，余水斩块备用。②黑豆洗净；灵芝浸泡洗净；桂圆去外壳。③炒锅上火倒入油，将姜、葱炝香，倒入水，下入老鸭、黑豆、灵芝、桂圆，调入盐，煲至熟即可。

笋菇菜心汤

原材料 冬笋200克，水发香菇50克，菜心150克

调味料 入盐、鸡精和蚝油调味，起锅装盘。

做 法 ①冬笋洗净，斜切成片；香菇洗净去蒂，切片；菜心洗净稍焯，捞出。②炒锅加油烧热，分别将冬笋片和菜心下锅过油，随即捞出沥油。③净锅加素鲜汤烧沸，放入冬笋片、香菇片、油，数分钟后再放入菜心，加盐、味精调味，用水淀粉勾芡即可。

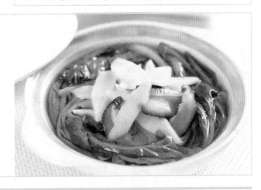

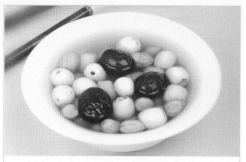

莲子红枣花生汤

原材料 莲子100克，花生50克，红枣30个

调味料 冰糖55克

做法 ①将莲子、花生、红枣洗净备用。②锅上大火倒入水，下入莲子、花生、红枣烧沸，撇去浮沫，调入冰糖即可。

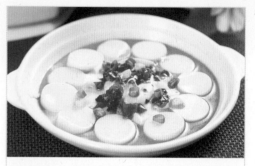

鸡蛋蒸日本豆腐

原材料 鸡蛋、日本豆腐

调味料 盐、味精、油剁辣椒各适量

做法 ①取出豆腐切成2厘米厚的段。②将切好的豆腐放入盘中，打入鸡蛋置于豆腐中间，撒上盐、味精。③将豆腐与鸡蛋置于蒸锅上，蒸至鸡蛋熟，取出放上油剁辣椒调味。

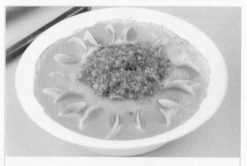

蛤蜊炖蛋

原材料 蛤蜊250克，鸡蛋2个，蟹肉80克

调味料 盐、葱花、蒜蓉各适量

做法 ①蛤蜊洗净，煮熟；蟹肉洗净，切成碎末。②鸡蛋打入碗中，加少许盐搅成蛋液；将蛤蜊放入蛋液中，放入蒸锅蒸熟，取出。③油锅烧热，下蒜蓉、葱花爆香，放入蟹肉翻炒，加盐调味，起锅倒在蒸蛋上即可。

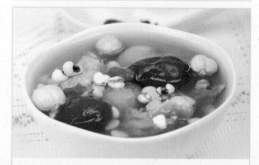

补血甜汤

原材料 薏米、银耳、桂圆、莲子、红枣各适量

调味料 红糖6克

做法 ①将薏米、莲子、红枣洗净浸泡，水发银耳洗净撕成小朵备用。②汤锅上火倒入水，下入薏米、水发银耳、莲子、桂圆、红枣煲至熟，调入红糖搅匀即可。

银耳木瓜鲫鱼汤

原材料 银耳、木瓜、鲫鱼、瘦肉各适量

调味料 姜2片，蜜枣3颗，花生油10毫升，盐5克

做法 ①鲫鱼治净，斩件；烧锅下油、姜片，将鲫鱼两面煎至金黄色；瘦肉洗净，切成丝。②银耳浸泡，撕成小朵，洗净；木瓜去皮、核，切成块；蜜枣洗净。③将1600毫升清水放入瓦煲内，煮沸后加入以上材料，大火煲滚后，改用文火煲2小时，加盐调味即可。

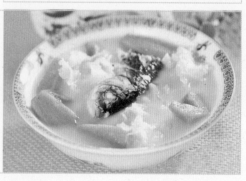

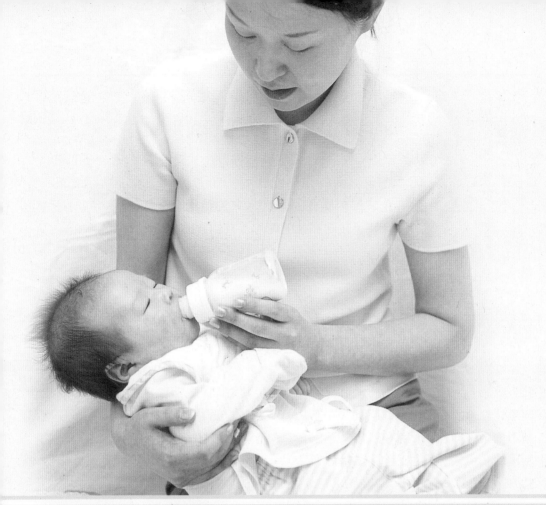

PART4

胎儿与新生儿的成长保健

●经历了40周的发育与成长，期待已久的宝宝终于诞生了，新妈妈心中充满了幸福，同时又有一些紧张与担忧：这么娇嫩的宝宝该如何去呵护，才不让他受到伤害呢？本章节将详细介绍胎儿的成长过程，新生儿的身体发育状况、喂养方法以及体格锻炼等方面的知识。

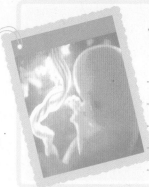

认识胎儿与新生儿

◎这一章包含了从受精到着床，及此后40周里胎儿每周变化的一切情况，如给胎儿提供营养的脐带和胎盘，保护胎儿的羊水等有关胎儿的全部信息。同时还介绍了预防胎儿的畸形及其检查的方法。

♥ 40周胎儿的成长过程

每隔一周就观察一下妈妈肚子里的胎儿，观察一下胎儿在妈妈肚子里待的40周里，在第几周形成脑细胞，又在第几周形成内脏器官，骨骼和肌肉又是怎么形成的，视觉、听觉、味觉又是怎样发达的，提前画一下胎儿的成长图。

❶ 1~5周

脑细胞的生长和神经系统的形成

第1周：现在还没有怀孕

第2周：现在仍没有怀孕

第3周：现在才是怀孕期（输卵管排出的卵子与精子相遇并受精）

第4周：受精卵开始着床

第5周：从B超中可以确认怀孕的症状

能容易辨认出大脑和腿部

脑细胞开始生成

神经系统开始形成

血管系统开始形成

面部器官形成

眼睛的视网膜开始形成

❷ 6周

大脑变大，开始形成内脏

第6周：容易辨认大脑、胳膊、尾部形状好似尾巴

眼胞和眼球（水晶体）开始形成

胳膊和腿部的芽体开始形成

肝脏、胰脏、肺、甲状腺、心脏已有了初步的形态

开始血液循环，形成心脏

大脑的左右半球开始变大

胃部的初步脏器开始形成

❸ 7周

心脏完全形成并开始形成眼睛

第7周：四个纤细的肢芽已发育

脸部开始形成鼻孔，舌头也开始形成

看似黑点的眼睛开始形成

肾脏开始形成

头部变大，眼皮开始形成

胚胎变大，并开始舒展

胚胎中央开始形成盲肠和胰脏

脑部中央开始形成脑垂体

脾脏和肝脏开始形成

内脏器官均已发育，可以看见大脑皮层

胃和食道开始形成

④ 8周

上肢和下肢已形成，骨骼与软骨组织已发育

第8周： 从腿芽中开始长出腿、脚和脚趾

从臂芽中开始长出腕、手指和臂部

生殖腺和睾丸（卵巢）已发育

软骨组织与骨骼已发育

从臂芽中长出来的手可以触碰到心脏

两只脚能在中心线触碰在一起

眼皮能包住眼球

头部微微抬起，颈部变长

眼睛里形成色素

为嗅觉技能做准备

能分辨出脑干

⑤ 9周

视网膜的神经细胞已生成，开始有胎动

第9周： 腹腔与胸腔出现分离

面部肌肉和嘴唇已成型并继续发育

通过B超首次看见胎动

视网膜的神经细胞已生成

耳朵里形成半球型导管

鼻孔向外露出

连接脑部和身体的颈部逐渐明显

手指和脚趾已完全成型

尿道与直肠完全分离

⑥ 10周

味觉器官和生殖器官逐渐成形

第10周： 眼睛从脸部侧面逐渐向脸部中央位移

软骨组织逐渐被骨骼替代

上腭开始形成

味觉器官逐渐形成

颈部肌肉开始形成

当胎儿的性别为女性时会出现阴蒂并开始形成卵巢

左右两侧的肺叶开始以许多微小的导管扩大展开

横膈膜把心脏、肺、胃分离

⑦ 11~12周

皮肤上开始出现毛囊，肝脏也开始活动

第11周： 头部占胎儿身长的一半

外部生殖器官开始形成

皮肤上开始出现毛囊

耳朵在头的侧面较高的位置，仍没有完全成型

牙齿胚芽开始形成

第12周： 此时的骨骼都还是软骨

肝脏开始分泌胆汁

已形成完整的肺

甲状腺和胰腺已完全形成

头部感到不适时能够运动

肝脏开始制造血细胞

⑧ 13~15周

男女生殖器有了明显的区分

第13周： 手指甲开始生长并开始形成指纹

20颗乳牙的根开始形成

声带开始形成

器官、肺、胃、肝脏、胰腺等内脏进入到能够发挥机能的状态

第14周：耳朵从颈部逐渐向头部位移

男女生殖器有了明显的区别

消化腺和声带完全形成

味蕾伸长，开始形成唾液腺

第15周：透过薄薄的皮肤可以看见血管

能看出腿比臂长

⑨ 16~17周

听觉逐渐形成，内脏器官发挥各自的功能

第16周：胎儿可以握紧拳头，张开嘴唇，咽东西

开始会吸吮自己的手指

头上开始长出绒毛

胃开始分泌消化液

肾脏开始分泌尿液

第17周：开始形成褐色的皮下脂肪

生长速度开始放慢

白色的脂肪质包围脊椎的神经纤维

听觉开始发达

⑩ 18~19周

骨骼变得明显，胎动逐渐强烈

第18周：通过CT可以明显看出骨骼

耳朵向头部上移

绒毛开始覆盖全身

第19周：腿部与身体其他器官成比例增长

胎儿开始有明显的脚踢和手动

妈妈能感觉到胎儿的手指和脚趾的运动

⑪ 20~24周

胎儿的成长变化明显，血管开始发达

第20周：为了保护皮肤开始形成胎质

长出纤细的眉毛

第21周：胎儿身体的各个部位、组织、器官仍持续生长

第22周：眼皮开始发达

手指甲开始发达

第23周：睫毛开始形成

嘴唇越加明显

眼睛和眼皮完全形成

肢体外观变化明显

第24周：肺部血管开始发达

头部还是占体积的很大部分

⑫ 25~27周

胎儿的身体略显微胖，并开始呼吸

第25周：胎儿的身体开始发胖

皮肤开始起褶

开始练习呼吸

味蕾已完全形成

第26周：头部和身体从整体上与新生儿相差无几

肚子里虽然没有空气，但胎儿仍做呼吸的动作

当胎儿受到外界干扰时能够做出反应

第27周：通向耳朵的神经网已完成

胎儿开始呼吸

仍没有形成视网膜

⑬ 28~29周

脑组织发达，并能感觉到子宫外的光线

第28周：脑组织继续发达

胎儿开始做梦

开始眨眼睛

胎儿的睡眠开始有规律

虽然胎儿的肺部没有完全发达，但能够制造氧气维持生命

第29周：当感觉到有光时，面向光

继续形成皮下脂肪

开始形成手指甲

⑭ 30~31周

肺与消化系统将要完全形成

第30周：胎儿为男孩时，睾丸从肾脏附近移向阴囊

胎儿为女孩时，阴蒂变大，由于没有形成阴唇，阴蒂露出原貌

第31周：肺与消化系统基本上已完全形成

胎儿在子宫内有微弱的视力（往孕妇的肚子实施照明时，胎儿移动头部，有时为了触摸光线而伸手）

眉毛和睫毛将完全形成

⑮ 32~34周

胎儿的体型逐渐匀称，头部骨骼变硬

第32周：继续形成皮下脂肪

相对头部，四肢生长均匀。膀胱输出尿液

由于胎儿的活动空间逐渐变小，胎动也随之减少

第33周：为了进行肺部运动，胎儿会吸入羊水并练习呼吸

头发可能完全生长，也可能尚未完全生长

胎儿为男孩时，睾丸移向阴囊

第34周：头部骨骼逐渐变硬

皮肤的皱纹逐渐减少，皮肤为红褐色并加深

脚趾甲开始形成，手指甲长到手指末端

⑯ 35~40周

胎儿的各个器官均已完全形成，并等待分娩

第35周：肺部充分发达，假如早产也能治疗成功

第36~37周：为了出生后调节体温，胎儿身上的绒毛和杂毛开始脱落

胎儿的各个器官均已准备好分娩

肺是最后成熟的器官

第38~40周：是预计胎儿出生的时间

怀孕到42周仍属正常，但之后则属于晚产

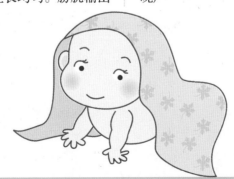

终于和宝宝见面了，看着这么可爱而又娇小的宝宝，爸爸妈妈还有一些陌生，究竟他有哪些特征，又有什么能力呢？那么，让我们一起来认识一下可爱的新生儿吧！

❶ 新生儿的概念和特点

新生儿是指胎儿自娩出脐带结扎时开始至28天之前的婴儿。这时，新生儿的身长为50～53厘米，平均体重为3～3.3千克，平均头围达35厘米。在此期间，小儿脱离母体转而独立生存，所处的内外环境发生根本的变化，适应能力尚不完善，在生长发育和疾病方面具有非常明显的特殊性，且发病率高，死亡率也高，因此新生儿期被列为婴儿期中的一个特殊时期，需要对其进行特别的护理。

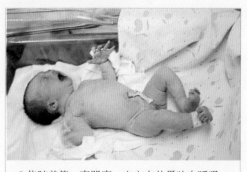

◎伴随着第一声哭声，宝宝在外界独自呼吸，同时开始了具独立个性的生命。

❷ 新生儿最初的模样

刚出生的宝宝差不多一整天（16～20小时）都在睡觉，但是随着他／她不断地成长，睡觉的时间会逐渐减少。在第一周，除了吃奶的时间，宝宝几乎都在睡觉，睡觉时蜷缩着身体，非常类似于胎儿在子宫内的姿势。如果子宫内的位置异常，宝宝出生后也会以子宫内的姿势睡觉。在出生的头几天内，大部分婴儿都采取胎内的姿势睡觉。

（1）新生儿的头部

刚出生时，婴儿的头部占全身的三分之一，但是身长只有成年人的二十分之一。新生儿的最大特点之一就是头部大于身体。因为头顶上的五块头骨还未完全密合，因此能触摸到囟门和柔软的部分。该部位被厚厚的头皮覆盖着，因此不容易受伤，随着骨骼的成长，囟门会逐渐变小，一岁半左右时基本消失。

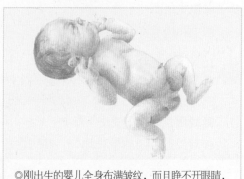

◎刚出生的婴儿全身布满皱纹，而且睁不开眼睛，但是只要过了一段时间，就会变得非常可爱。

（2）新生儿的眼睛

在出生后6周之内新生儿看不清周围的事物，但是视力会逐渐好转，就能看见妈妈了。在出生6周之内或出生的头几天内，婴儿也会偶尔环顾四周，或者注视妈妈的脸。在这个时期，婴儿能看事物的焦距只有20～25厘米。这个距离相当于妈妈抱着婴儿时与婴儿之间的距离。如果抱起婴儿，婴儿就能与妈妈的眼睛对视。

（3）新生儿的头发

很多婴儿在胎内已长了头发。过一段时间，头发有可能变色，但是新生儿的头发大部分呈黑色，且头发的生长处于休息期，要到一周岁以后才能长出新头发。在这之前，胎内生长的头发就已全部脱落。

（4）新生儿的胸部

不管是男婴还是母婴，刺激妈妈乳房的激素会影响婴儿的乳腺，因此婴儿的乳房都向外凸出，有时还会流出母乳，但是如果挤奶就容易感染。过了头几周，就能恢复正常状态。

（5）新生儿的手指甲与脚趾甲

刚出生的婴儿有手指甲与脚趾甲，因此有些人感到很诧异，其实这是正常的现象。

（6）新生儿的肚脐

婴儿出生后脐带要被剪断并要捆扎脐带残留的部分。脐带就像透明的果冻一样柔软，但是很快就会干瘪，几天后，脐带就会脱落。

③ 新生儿的呼吸

由于呼吸中枢发育不成熟，肋间肌较弱，新生儿的呼吸运动主要依靠膈肌的上下升降来完成，常表现为呼吸表浅，呼吸节律不齐，即呼吸忽快忽慢。新生儿头两周呼吸较快，每分钟约40次以上，个别竟达到每分钟80次，尤其在睡眠时，呼吸的

深度和节律呈不规则的周期性改变，甚至可出现呼吸暂停，同时伴有心率减慢，紧接着有呼吸次数增快，心率增快的情况发生。这是正常现象。

④ 新生儿的体温

由于体温中枢发育尚未完善，体温的调节能力差，因此新生儿的体温不易保持稳定，容易受环境的影响而发生变化。故当新生儿从母体娩出后1～2小时内，体温会下降约2.5℃，然后体温会慢慢回升至正常温度。由于新生儿的皮下脂肪薄，汗腺发育不成熟，较成人散热快，在环境温度过高或保暖过度的情况下，加上新生儿摄入水分不足等因素就会造成新生儿体温升高。相反情况，体温则会下降。

⑤ 新生儿的睡眠

由于新生儿脑组织尚未发育完全，所以其神经系统的兴奋持续时间较短，容易因疲劳而入睡，且每天睡眠多达16～20小时。

国外有科学家研究指出，新生儿的睡眠可分三种状态。

一种是安静睡眠状态：这时的婴儿面部肌肉放松，双眼闭合，全身除偶尔的惊跳及轻微的嘴动以外，没有其他的活动，呼吸均匀，处于完全休息状态。

第二种是活动睡眠状态：这时婴儿的双眼通常是闭合的，眼睑有时颤动，经常可见眼球在眼睑下快速运动；手臂、腿和整个身体偶尔偶而有些活动；脸上常有微笑、皱眉、努嘴、做怪相等表情；呼吸稍

快且不规则。婴儿在睡醒前通常处于这种活动睡眠状态。

以上两种睡眠时间各占一半。

第三种是瞌睡状态：通常发生在入睡前或刚醒后，这时婴儿的双眼半睁半闭，眼睛闭合前眼球通常向上滚动，目光显得呆滞，反应变得迟钝，有时会有微笑、撅嘴、皱眉及轻度惊跳，婴儿处于这种睡眠状态时，要尽量保持安静的睡眠环境。

⑥ 新生儿的视觉

婴儿出生时对光就有反应，眼球呈无目的的运动。1个月的新生儿可注视物体或灯光，并且目光随着物体移动。过强的光线对婴儿的眼睛及神经系统有不良影响，因此新生儿房间的灯光要柔和，不要过亮，光线也不要直射新生儿的眼睛。需要外出时，眼部应有遮挡物，以免受到阳光刺激。

⑦ 新生儿的听觉

刚出生的婴儿，耳鼓腔内还充满着黏性液体，妨碍声音的传导，随着液体的吸收和中耳腔内空气的充满，其听觉的灵敏性逐渐增强。新生儿睡醒后，妈妈可用轻柔和蔼的语言和他／她说话，也可以放一些柔美的音乐给他／她听，但音量要小，因为新生儿的神经系统尚未发育完善，大的响动可使其四肢抖动或惊跳，因此新生儿的房间内应避免嘈杂的声音，保持安静。

⑧ 新生儿的触觉

新生儿的触觉很灵敏。轻轻触动其口唇便会出现吮吸动作，并转动头部。触其手心会立即紧紧握住。哭闹时将其抱起会马上安静下来。妈妈应当多抱抱婴儿，使其更多地享受母亲的爱抚。

⑨ 新生儿的嗅觉和味觉

新生儿的嗅觉比较发达。刺激性强的气味会使他／她皱鼻、不愉快。新生儿还能辨别出妈妈身上的气味儿。新生儿的味觉也相当发达，能辨别出甜、苦、咸、酸等味道，如果吃惯了母乳再换牛奶，他会拒食，如果每次喝水都加果汁或白糖，以后再喂他白开水，他就不喝了。因此，从新生儿时期起，喂养婴儿就要注意不要用橘子汁代替白开水，牛奶也不要加糖过多，甜味过重，应按5%～8%的比例加糖。

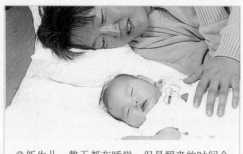

◎新生儿一整天都在睡觉，但是醒来的时间会越来越多。

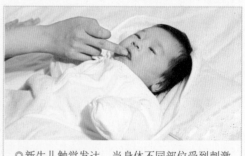

◎新生儿触觉发达，当身体不同部位受到刺激时会做出不同的反应。

⑩ 新生儿的小便

新生儿在出生过程中或出生后会立即排尿1次。90%的新生儿在出生后24小时内会排尿，如新生儿超过48小时仍无尿，须找原因。新生儿的尿液呈淡黄色且透明，但有时排出的尿会呈红褐色，稍混浊，这是因为尿中的尿酸盐结晶所致，2～3天后会消失。出生几天的新生儿因吃得少，加上皮肤和呼吸可蒸发水分，每日仅排尿3～4次。这时，应该让新生儿多吮吸母乳，或多喂些水，尿量就会多起来。

⑪ 新生儿的大便

新生儿会在出生后的12小时之内，首次排出墨绿色大便，这是胎儿在子宫内形成的排泄物，称为胎便。胎儿可排这种大便两三天，以后逐渐过度到正常新生儿大便。如果新生儿在出生后24小时内都没有排出胎便，就要及时看医生，以排除有肠道畸形的可能。

正常的新生儿大便，呈金黄色，黏稠，均匀，颗粒小，无特殊臭味。新生儿白天大便的次数是三四次。喂母乳的婴儿消化的情况较好，大便次数较多；吃奶粉的宝宝大便比较容易便秘，可在两次喂奶间加喂少许开水，可以减少便秘的概率。

⑫ 新生儿的血液循环

胎儿娩出，脐血管结扎，肺泡膨胀并通气，卵圆孔功能闭合，这些变化都使新生儿的血液循环进入了一种新的状态。诞生后最初几天，宝宝心脏有杂音，这完全

有可能是新生儿动脉导管暂时没有关闭，血液流动发出的声音，父母不必担忧。新生儿心率波动范围较大，出生后24小时内，心率可能会在每分钟85～145次之间波动，许多新手爸妈常常因为宝宝脉跳快慢不均而心急火燎，这是不了解新生儿心率特点造成的。新生儿血液多集中于躯干，四肢血液较少，所以宝宝四肢容易发冷，血管末梢容易出现青紫，因此要注意为新

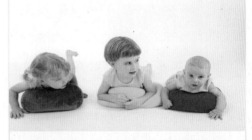

◎父母应注意新生儿宝宝肢体保暖，促进其血液循环。

生儿宝宝肢体保温。

⑬ 新生儿的皮肤

足月新生儿皮肤红润，皮下脂肪丰满。新生儿的皮肤有一层白色黏稠样的物质，称为胎儿皮脂，主要分布在面部和手部。皮脂具有保护作用，可在几天内被皮肤吸收，但如果皮脂过多地聚积于皮肤褶皱处，应给予清洗，以防对皮肤产生刺激。新生儿皮肤的屏障功能较差，病原微生物易通过皮肤进入血液，引起疾病，所以应加强皮肤的护理。

出生3～5天，胎脂去净后，可用温水给婴儿洗澡，但应选用无刺激性的香皂或专用洗澡液，洗完后必须用水完全冲去泡沫，并擦干皮肤。

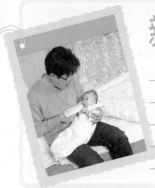

新生儿的哺乳方法与体格锻炼

◎恭喜你当妈妈了！接下来就要学习这些新生儿的喂养与护理技巧了，如何给宝宝喂奶，怎样给宝宝换尿布、洗澡等等，与此同时还要注意新生儿容易出现的一些疾病，本节从宝宝的日常饮食、穿衣、运动以及疾病护理等各个方面给予详实的指导。

♥ 新生儿的哺乳方法

新生儿的喂养是一个充满艰辛与困难的历程，但同时又是充满快乐与幸福的过程，怎样才能正确喂养新生儿，让他健康成长呢？本书详细介绍了新生儿喂养的知识和技巧，为家长提供最全的实用知识，让新手爸爸妈妈学会育儿！

❶ 新生儿所需的营养素

新生儿期，比其他各时期需要的营养素相对较多。新生儿营养是否充足关系到新生儿的生长发育，关系到新生儿的体质和患儿的康复。因此，为了保证新生儿营养的供给，减少或避免新生儿生理性体重减轻，新妈妈应注意新生儿的营养需求。

❷ 珍惜宝贵的初乳

在妊娠期间，由于孕妇体内的激素变化，乳房会逐渐增大，而且在分娩之前就形成初乳。初乳是一种富含蛋白质的黄色液体。在母亲还没有乳汁分泌之前的头几天，初乳不仅可以保证新生儿的营养需要，而且其中含有非常宝贵的抗体，还能帮助新生儿预防诸如脊髓灰质炎、流行性感冒和呼吸道感染等疾病。另外，初乳还附带有轻泻的作用，能帮助婴儿及早排除胎粪，因此，一定要给新生儿喂初乳。

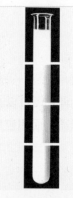

◎随着月龄的增加，泌乳的状态不断地变化。最上层是牛奶，最底层是柔和的高浓度初乳。

❸ 母乳喂养的好处

俗话说："金水、银水，不如妈妈的奶水。"母乳喂养不仅对婴儿身心的健康发展意义重大，而且也有利于母亲产后尽快恢复。

母乳，尤其是初乳，最适合新生儿生长发育的需要。它含有新生儿生长所需的全部营养成分。

母乳中含有促进大脑迅速发育的优质蛋白，必需的脂肪酸和乳酸，其中，在脑组织发育中起着重要作用的牛硫酸的含量也较高，所有说母乳是新生儿期大脑快速发育的物质保证。

母乳中含有大量抵抗病毒和细菌感染的免疫物质，可以增强新生儿的抵抗能力，母乳喂养的婴儿一般来说抗病能力较强，这是母乳所独有的好处。

母乳中含有帮助消化的酶，有利于新生儿对营养的消化吸收。

吃母乳的孩子，不会引起过敏反应，如湿疹。

母乳清洁无菌，温度适宜，经济方便，可根据婴儿的需要随时喂哺，可省去煮奶、热奶、消毒奶具等繁琐的家务。

母乳还可以在一定月龄内随着婴儿的生长需要而相应变化其成分和数量，满足不同月龄婴儿生长发育之需。

在哺乳过程中，母子间肌肤密切接触，互相凝视，可以增进母子间的感情。母亲哺乳时对婴儿的爱抚动作，能使婴儿充分感受到母爱的温暖，从而获得心理的满足及安全感。母乳喂养不仅为孩子提供物质营养，还提供了一种必不可少的"精神营养"。

婴儿对乳房的吮吸刺激，能反射地促进催产素的分泌，有利于产后母亲子宫的收缩和恢复健康。

母乳喂养时间，母亲不易怀孕。有报道说，喂母乳的母亲比不喂母乳的母亲患乳腺癌的机会更少。

❹ 喂奶前的准备工作

为了保证成功的哺乳，每次喂奶前应做好以下的准备工作：先把已湿的尿布换掉，使婴儿舒适地吃奶，吃奶后可立即入睡。母

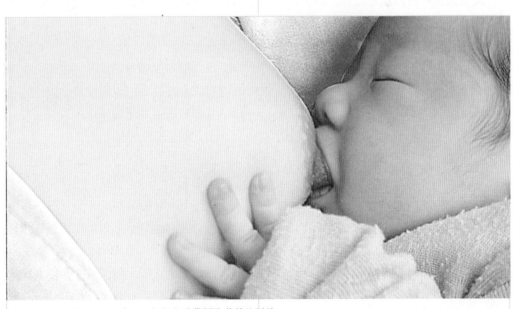

◎喂母乳是婴儿在子宫内通过妈妈的脐带摄取营养的延续。

亲在换完尿布后，把手洗净，以免污染乳头和乳晕。哺乳时，应使婴儿把乳头和乳晕都含入口内，这样既可使婴儿的两侧口角没有空隙，防止吞入空气，又可使婴儿的吮吸动作有效地压缩和振动位于乳晕下的乳腺集合管，使更多的乳汁吸入口内。

❺ 喂奶的正确姿势

喂奶时，母子都应该采取较舒适的姿势。婴儿在3个月前母亲采取一边躺着一边哺乳的姿势是不安全的。因为在哺乳中，母亲一旦迷迷糊糊睡着了，乳房就有可能堵住婴儿的鼻子和嘴，使婴儿窒息。只有婴儿长到4个月后有了抵抗力，作出抵抗动作，才能使母亲惊醒，采用这种喂奶的姿势才安全。

妈妈喂奶的姿势以盘腿坐和坐在椅子上为好。哺乳时，将婴儿抱起略倾向自己，使婴儿整个身体贴近自己，用上臂托住婴儿头部，将乳头轻轻送入婴儿口中，使婴儿用口含住整个乳头并用唇部贴住乳

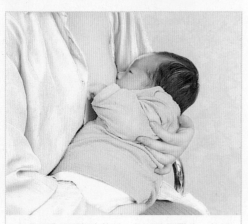

◎喂母乳的理想姿势是，舒适地抱婴儿，然后用一只手支撑婴儿的头部，或者弯曲手臂抱婴儿，并贴近胸部。

晕的大部或全部。妈妈要注意用食指和中指将乳头的上下两侧轻轻下压，以免乳房堵住婴儿鼻孔影响呼吸，或因奶流过急呛着婴儿。奶量大，婴儿来不及吞咽时，可让其松开奶头，喘喘气再吃。

正确的喂奶姿势能促进哺乳、保证乳汁的分泌量及预防奶胀和乳头痛。如果姿势不正确，婴儿只吸住乳头，不仅不易吸出奶汁，而且还会吮破乳头或使乳头破裂，而且婴儿每次吮吸的奶水不多，还会导致乳房滞乳而继发奶水不足。

❻ 母乳喂养的时间和次数安排

"不要看表，应该看婴儿。"喂母乳的时间跟数学公式不同，没有唯一的正确答案。新生儿刚出生的前几周内，由于吮吸母乳的速度和次数无规律，有时哺乳次数仅间隔1小时左右。在现实生活中，经常看到婴儿含着乳头睡30分钟后继续吮吸母乳的情况。

出生后6周内，最好间隔两个小时哺乳一次。随着月龄的增加，再逐渐减少哺乳次数。在前几周内，未确定合适的哺乳次数和婴儿所需的摄取量之前，只要婴儿想吃奶，就应该随时喂母乳。

❼ 判断新生儿是否吃饱

喂母乳1个月之后，大部分妈妈都能知道婴儿是否吃饱了，但是出生后几周内，很难判断婴儿的吃奶情况。下面为第一次当妈妈的产妇介绍几种判断婴儿吃奶状态的方法。

检查排尿量：出生后3天内，如果充

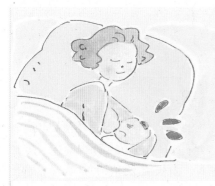

◎宝宝消化系统尚未发育完全，消化功能差，学会判断宝宝是否吃饱非常重要。

分地喂母乳，婴儿每天能用6~8张（纸质尿布4~6张）尿布。如果婴儿能充分地排尿，就不用担心脱水症状。

注意观察大便的颜色变化：婴儿的大便会从黏糊糊的黑色大便转变成绿色、褐色大便。如果母乳变成深乳白色，婴儿的大便也会变成黄色。只要婴儿的大便呈黄色，就说明婴儿充分地吃奶了。

根据产妇的身体状态判断：喂母乳后，如果哺乳前较重的乳房变轻了，就说明婴儿充分地吃奶了。另外，如果哺乳后还流出母乳，就说明母乳的分泌正常。

⑧ 新生儿打嗝与溢奶

让新生儿打嗝的益处是将吸入的空气排出来。孩子可能会因为吃奶时或吃奶前啼哭而吸入空气，因此，哺乳后，应该立起婴儿，并轻轻拍打后背，这样就可以减少孩子的不舒服感。

新生儿经常发生溢奶现象，这是由于下食管、胃底肌发育差，胃容量较少，呈水平位所致。要防止溢奶，应于喂奶后将孩子竖直抱起，轻轻拍背部，使孩子打个嗝，把

吃奶吸进胃里的空气排出来。假如溢奶不严重，婴儿体重在增加，又未发现其他不良现象，就不必紧张，随着婴儿胃容量的逐渐增大，在出生后3~4个月后溢奶会自行停止。

⑨ 怎样保证母乳充足

怎样保证有充足的奶水，这是许多母亲和即将做母亲者最关心的问题。首先，自怀孕之日起，母亲要有自信心，相信自己有足够的奶水喂哺婴儿，这是极其重要的内在动力。

婴儿吮吸乳头是促进乳汁分泌的最好生理刺激。所以产妇要做到尽早喂（即要在感到奶胀前就让婴儿吸奶）、勤喂、坚持喂，早晚奶水才会源源不断。这可以说是保证奶水充足的窍门。

注意夜间喂养。因为夜间产生的泌乳素是白天的50倍。夜间哺乳可以保证乳汁持续的分泌。

饮食要保持平衡和富含蛋白质，孕期不宜吃大量过精的和经过加工的碳水化合物，还需适量进食粗粮。

产妇应尽可能多休息，应与孩子保持"同步"。也就是说，孩子饿了，就喂哺；孩子睡了，产妇就应把握时间休息，特别是在产后前几周更是如此。

采用母乳喂养孩子时，每天应多喝些液体补充水分。

如果由于外出或者生病不能给孩子喂奶时，应该把乳汁挤出，以保持乳腺管畅通。

在哺乳期间避孕时最好不要服避孕药，它会减少乳汁供应，避孕方法则可咨询医生。

🧡 锻炼体格，强健身体

宝宝的运动能力始于胎儿时期，在新生儿期也表现出很复杂的运动能力，这时父母应该给孩子足够的活动空间，给孩子进行适当的体格锻炼，才能使宝宝更加活跃，身体更强健。

❶ 新生儿体格锻炼有助于生长发育

婴儿体质的好坏，不仅受先天因素的影响，而且受后天营养和锻炼的影响。体格锻炼是利用自然因素和体育、游戏活动来促进儿童生长发育，增进健康、增强体质的积极措施。

新生儿满月后可抱到户外接触新鲜空气，晒一下太阳。晒太阳时应避免直晒头部，避免强光刺眼，夏季出生后2~4周即可开始抱到户外，户外活动不仅有更多的机会接触大自然，并且机体不断受到自然因素的刺激，从而达到促进生长发育，预防佝偻病的目的。

❷ 如何进行体格锻炼

抱、逗、按、捏是婴儿健身简便易行的有效方法，对婴儿的身心健康有着良好的作用。

抱是传递母子感情信息、对婴儿最轻微得体的活动。当婴儿在哭闹不止的情况下，恰恰是最需要抱，从而得到精神安慰的时候。为了培养婴儿的感情思维，特别是在哭闹的特殊语言的要求下，不要挫伤幼儿心灵，应该多抱抱婴儿。

逗可以活跃气氛，丰富感情，是婴儿一种最好的娱乐方式。逗可以使婴儿高兴得手舞足蹈，使全身的活动量进一步加强，而且，对周围事物的反应也显得更加灵活敏锐。

按是指家长用手指对婴儿做轻微按摩。按不仅能增加胸背腹肌的锻炼，减少脂肪细胞的沉积，促进全身血液循环，还可以增强心肺活动量和肠胃的消化功能。

捏是家长用手指对婴儿进行捏揉，较按稍加用力，可以使全身和四肢肌肉更紧实。一般先从上肢至两下肢，再从两肩至胸腹，每行10~20次。在捏揉过程中，小儿胃激素的分泌和小肠的吸收功能均有改变，特别是对脾胃虚弱，消化功能不良的婴儿效果更加显著。

除了抱以外，逗、按、捏均不宜在进食当中或食后不久进行，以免食物呛入气管，时间一般应选择进食2小时后进行。操作手法要轻揉，不要过度用力，以让婴儿感到舒适为宜，并且不要让婴儿受凉，以防感冒。在逗戏婴儿时，笑态表情自然大方，不要作过多的挤眉、斜眼、歪嘴等怪诞不堪的动作，以避免婴儿模仿形成不良的病态习惯，将来不好纠正。

❸ 新生儿按摩

当妈妈和新生儿互相熟悉时，就可以做按摩。一般情况下，从抚摸头部或后背的动作开始，第一次按摩时，把身体的主要部位按摩几分钟。熟练之后，就慢慢地按摩其他部位。在按摩过程中，应该继续跟婴儿说话，如果婴儿感到不舒服，就应该停止按摩。

（1）抚摸头部

在盘腿的状态下，让婴儿靠着大腿仰卧，然后用一只手支撑婴儿的头部，用另一只手沿着顺时针方向柔和地抚摸婴儿的头部。

（2）按摩胸部

把左手放在婴儿的胸部上方，然后用手指沿着顺时针方向按摩胸部和肋骨。另外，上下活动支撑婴儿的腿部。

（3）肩部和手臂

用一只手轻轻地抬起婴儿，并用手臂抬起婴儿的头部、后背和臀部。用另一只手揉婴儿的肩部和手臂，然后上下活动抱婴儿的手臂。用同样的方法反复按摩4～5次。

（4）按摩后背

让婴儿趴在妈妈的手臂和大腿上面，然后用另一只手沿着顺时针方向轻轻地抚摸婴儿的后背。此时，上下活动妈妈的腿

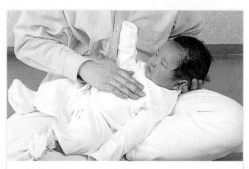

◎按摩能满足需要身体接触的新生儿的欲望，而且能锻炼皮肤，促进血液循环，是父母了解婴儿的最有效方法。

部，并摇晃婴儿。

（5）按摩侧腰

用按摩后背的姿势上下摇晃婴儿，然后用手按摩婴儿的侧腰。沿着顺时针方向轻轻地抚摸后背，然后按摩连接脊椎和盆骨的部位，以及侧腰部位。在脐带完全脱离之前，不能触摸肚脐部位。

④ 腹部运动

这是个敏感部位，按摩能帮助解决胃痛问题。一般也能使宝宝感觉舒服，但是有些宝宝并不会觉得舒服。先开始顺时针划圆圈，用一只手的指尖划圈，做了几次之后，手放松，再在腹部从左到右、顺时针划圆圈。

另外一只手呈杯状，水平地放在宝宝的肚子上，然后轻柔的在宝宝的臀部和最下面一根肋骨之间向一旁拉。再用手指肚轻轻拉回。

从宝宝左侧的臀部和下边肋骨之间一节一节地按摩，按摩到肚脐；右边重复动作。

⑤ 屈腿运动

让宝宝平躺在床上，轻轻抓住宝宝的脚腕，将两腿拉直，再将两膝盖弯曲。开始做时，要小心，动作要轻。

⑥ 双臂交叉运动

孩子仰卧在床上，妈妈将大拇指插入孩子的小拳头里，其余四指扣在孩子的手腕上，轻轻地将孩子的胳膊从肘关节处微微弯曲，活动1～2次。最后，将孩子的双臂在胸部交叉，再活动1～2次。

❼ 新生儿户外运动

抱新生儿到户外去，可以呼吸到新鲜空气。新鲜空气中氧气含量高，能促进宝宝新陈代谢。同时，室外温度比室内低，宝宝到户外受到冷空气刺激，可使皮肤和呼吸道黏膜不断受到锻炼，从而增强宝宝对外界环境的适应能力和对疾病的抵抗能力。新生儿在户外看到更多的人和物，在观察与交流中可促进他的智力发育。

一般夏天出生的婴儿出生后7~10天，冬天出生的宝宝满月后就可抱到户外。刚开始要选择室内外温差较小的好天气，时间每日1~2次，每次3~5分钟。以后根据宝宝的耐受能力逐渐延长。应根据不同季节决定宝宝到户外的时间。夏天最好选择早、晚时间；冬天选择中午外界气温较高的时候到户外去。出去时衣服穿得不要太多，包裹得也不要太紧。如果室外温度在10℃以下或风很大，就不要抱宝宝到户外去，以免受凉感冒。

❽ 新生儿体操

最好是在孩子睡觉之前给他做操，他可能会睡得更香。吃饱了之后不要动他，在两顿餐之间，可以让他活动一下。

婴儿操不同于婴儿抚触。婴儿抚触是局部的皮肤抚摸、按摩。它需要手有一定的力度，进行全身皮肤的抚摸。新生儿被动操，是全身运动，包括骨骼和肌肉。抚触孩子刚生出来就可以做，而婴儿被动操是在10天左右才开始做。室内温度最好在21~22度。月子里每节操做6~8次。一天一次，甚至两天一次也可以。

上肢运动： 把孩子平放在床上，妈妈的两只手握着宝宝的两只小手，伸展他的上肢，上、下、左、右进行练习。

下肢运动： 妈妈的两只手握着宝宝的两只小腿，使他的膝关节往上弯曲，然后拉着他的小脚往上提一提，伸直。

胸部运动： 妈妈把右手放在宝宝的腰下边，把他的腰部托起来，手向上轻轻抬一下，宝宝的胸部就会跟着动一下。

腰部运动： 把宝宝的左腿抬起来，放在右腿上，让宝宝扭一扭，腰部就会跟着运动。然后再把右腿放在左腿上，做同样的运动。

颈部运动： 让宝宝正趴下，孩子就会抬起头来。这样颈部就可以得到锻炼

臀部运动： 让宝宝趴下，妈妈用手抬孩子的小脚丫，小屁股就会随着一动一动的。

需要注意的是，给宝宝做操时不要有大幅度的动作，一定要轻柔。

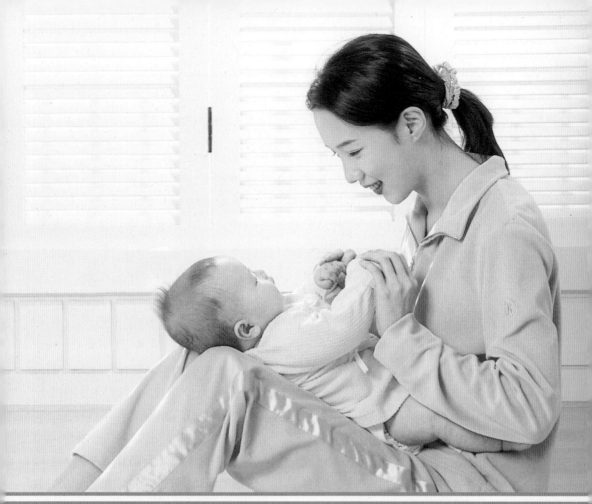

PART 5

婴儿生长发育与喂养

●宝宝的健康成长，需要家人的精心照顾，本章节详细介绍了
0~1岁婴儿的生长发育、饮食喂养以及婴幼儿的预防接种与健康查
体等方面的知识。

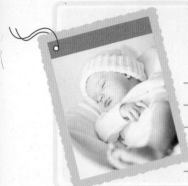

1~3个月，天天新模样

◎从宝宝出生到3个月是胎儿期与新生儿期的延续，宝宝要经历由原来单纯地依赖母亲寄生到独立生活的转变，这个阶段的宝宝机体非常脆弱，消化系统尚未完善，但生长发育却特别快，让我们来看看宝宝生长发育的迅速程度吧。

❤ 1~3个月婴儿的生长发育特点

养育宝宝是家长的必备功课，所有的家庭成员都会关注着宝宝每一天的成长与不同。1个月到3个月是宝宝逐渐稳定发育的过渡期。了解这个时期的宝宝生理发育特点有助于我们更好地制定宝宝的成长指标。

❶ 1个月宝宝的发育特点

1个月宝宝的发育特点及有关的知识已在第五章新生部分详述，此处不赘。

❷ 2个月宝宝的发育特点

（1）身体外观和生长特点

在这个月内，孩子将以他出生后第一周的生长速度继续生长。这个月孩子的体重将增加0.7~0.9千克，身长将增加2.5~4.0厘米；头围将增加1.25厘米，这些都是平均值。

满两个月时，男婴体重平均5.2千克，身长平均58.1厘米；女婴体重4.7千克，身长56.8厘米。宝宝出生时四肢屈曲的姿势

有所放松，这与脑的发育有关。前囟门出生时斜径为2.5厘米，后囟门出生时很小，1~2个月时有的已经闭合。

（2）婴儿的视觉和听觉

这个时期婴儿视觉集中的现象越来越明显，喜欢看熟悉的大人的脸。宝宝眼睛清澈了，眼球的转动灵活了，哭泣时眼泪也多了，不仅能注视静止的物体，还能追随物体而转移视线，注意力集中的时间也逐渐延长。

正像孩子生来喜欢人类面孔的程度超

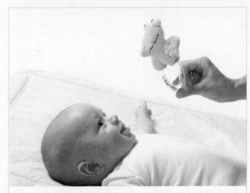

◎这个时期，婴儿对外部刺激没有具体的反应，但是五感的功能已经开始形成。

过其他图案一样，相对于其他声音，婴儿也更喜欢人类的声音。他尤其喜欢母亲的声音，因为他将母亲的声音与温暖、食物和舒适联系在一起。一般来说婴儿比较喜欢高音调的妇女的声音。在一个月时，即使妈妈在其他房间，他也可以辨认出其声音，当妈妈跟他说话时，他会感到安全、舒适和愉快。

（3）婴儿的语言发展

在第2个月期间，你会听到孩子喜欢重复某些元音（啊、啊，哦，哦），尤其是你一直与他用清楚、简单的词汇和句子交谈时。另外，孩子发起脾气来哭声也会比平时大得多。这些都是宝宝与父母沟通的一种方式，父母应对此作出相应的反应。

（4）婴儿的运动能力

在这一个月，孩子身体的许多运动仍然是反射性的，例如，每次转头时采用的是防御体位（强直性颈反射），并且听到噪音或感到下落时，会伸开手臂（摩罗反射）。另外，宝宝俯卧在床上时，头部可以向上举数秒，面部与床呈45度角，双腿屈曲。直着抱时头已能短时竖起，头的转

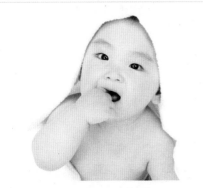

◎婴儿吮吸手指是非常自然的成长行为，同时能锻炼嘴和手指的肌肉。

动更随意。仰卧时身体会呈半控制的随意运动。还会吮吸手指，用小脚踢东西。

（5）婴儿情绪和早期社交发展

这个月内，孩子每天将花费更多的时间观察他周围的人并聆听他们的谈话。他明白他们会喂养他，使他高兴，给他安慰并让他舒服。当看到周围人笑时他会感到舒心，他似乎本能地知道他自己也会微笑，而他咧嘴笑或做鬼脸的动作和表情将变为真正的对愉快和友善的表达。

此时，婴儿开始会表现悲痛、激动、喜悦等情绪了，而且他可以通过吸吮使自己安静下来。在宝宝情绪很好时，可以对着他做出各种面部表情，使宝宝逐渐学会模仿面部动作或微笑。要敏锐地感觉和对待宝宝最初的情绪体验，尽量细心和耐心地与宝宝打交道。

❸ 3个月宝宝的发育特点

（1）身体外观和生长特点

3个月时孩子头上的囟门外观仍然开放而扁平，孩子看起来有点圆胖，但当他更加主动地使用手和脚时，肌肉就开始发育，脂肪将逐渐消失。满三个月时，身长较初生时增长约四分之一，体重已比初生时增加了1倍，男宝宝体重平均为6.0千克，身长平均61.1厘米，头围约41.0厘米；女宝宝体重平均为5.4千克，身长平均为59.5厘米，头围40.0厘米。

（2）婴儿的视觉和听觉

此时孩子的视觉会出现戏剧性的变化，这时孩子的眼睛更加协调，两只眼睛可以同时运动并聚焦。且这么大的孩子就

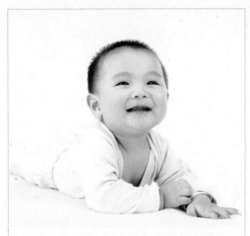

◎宝宝逐渐能看到周围事物，而且看到妈妈就会微笑。

已经认识奶瓶了，一看到大人拿着它就知道要给自己喂奶或喂水了，会非常安静地等待着。

在宝宝卧床的上方距离眼睛20～30厘米处，挂上2～3种色彩鲜艳（最好是纯正的红、绿、蓝色）的玩具，如环、铃或球类。在婴儿面前触动或摇摆这些玩具，以引起他的兴趣。在婴儿集中注意力后，将玩具边摇边移动（水平方向180度，垂直方向90度），使婴儿的视线追随玩具移动的方向。

此时婴儿已具有一定的辨别方向的能力，头能顺着响声转动180度。无论宝宝躺着或被抱着，家长都应在孩子身旁的不同方向用说话声、玩具声逗他转头寻找声音来源。

（3）婴儿的语言发展

这个时期，宝宝语言也有了一定的发展：逗他时会非常高兴并发出欢快的笑声；当看到妈妈时，脸上会露出甜美的微笑，嘴里还会不断地发出咿呀的学语声；能发的音增多，且能发出清晰的元音，如啊、噢、呜等，似乎在向妈妈说着知心话。这个时候和宝宝面对面时，要让他看着你的嘴形，重复发这些单音，让他模仿。

（4）婴儿的运动能力

在这个月内，摩罗反射及踏步反射将逐渐消失，而且孩子曾有过的大部分反射都将在2～3个月达到高峰并开始消失。反射消失后，他可能暂时缺乏活动，但他的动作将更加细致，而且有目的，将稳定地朝成熟的方向发展。到这个月末时，他甚至可以用腿从前面向后面踢自己。会仔细看自己的小手，双手握在一起放在胸前玩。但这时他的手眼不协调，显得笨拙，常常够不到玩具。

手的动作发育也被称之为精细动作的发育。大约在此时随着握持反射的消失，孩子开始出现无意识的抓握动作，这就标志着手的动作开始发育了。

（5）婴儿情绪和早期社交发展

到第3个月末时，孩子可能已经学会掌握用"微笑"与人交谈的方法，有时他会通过有目的的微笑与你进行"交流"，并且咯咯笑以引起你的注意。在其他时间，他会躺着等待，观察你的反应直到你开始微笑，然后他也以喜悦的笑容作为回应。他的整个身体将参与这种对话：他的手张开，一只或两只手臂上举，而且上下肢可以随你说话的音调进行有节奏的运动。他也模仿你的面部运动，你说话时他会张开嘴巴，并睁开眼睛；如果你伸出舌头，他也会做同样的动作。

♥ 1～3个月婴儿的饮食与喂养

1个月宝宝的发育特点及有关的知识已在第五章详述，此处不赘。本部分内容重点讲述1～3个月婴儿的饮食与喂养方面的知识和注意事项。

❶ 提高母乳质量的方法

母乳分泌的多少及质量的高低，与母亲自身的营养状况、精神状况以及生活起居有着密切的关系。

（1）妈妈自身怀有哺乳婴儿的强烈愿望

这是保证泌乳的重要内在动力。做妈妈的一定要有信心，相信自己能有足够的奶水哺育孩子，这是保证泌乳充分的前提。

（2）乳母要加强营养以保证乳汁的质量

产后母亲的膳食，既要补充母体因怀孕分娩消耗所造成的损失，又要保证乳汁量足够多，因此乳母的营养供给要高于一般人。乳母要吃高蛋白和富含维生素、矿物质的食物。同时，要注意补充水分，水分不足是乳汁分泌不足的原因之一。所以乳母要多喝水，多喝一些营养丰富容易发奶的汤类。乳母忌偏食或忌口，但要考虑到乳汁的质量和孩子的需求，少吃油腻、辛辣的食物。

（3）乳母心情舒畅、精神愉快，可使乳汁分泌充足

乳母若经常处于紧张、忧虑、烦躁的状态下，会使乳量减少甚至回奶，因此，家庭气氛和睦，家庭成员体贴关心，会使乳母情绪稳定，保证乳汁的分泌。

（4）乳母的生活要有规律

睡眠充足、注意休息，会使泌乳量增加；过于操劳会使乳汁分泌减少。因此乳母的工作、学习、休息、家务要安排适当，劳逸结合。

（5）乳母要忌饮烟、酒、茶等刺激物

烟中的尼古丁能减少乳汁的分泌，酒中的酒精、茶中的咖啡因、茶碱等成分，可通过乳汁进入婴儿体内，造成婴儿兴奋不安。另外，乳母的内衣不宜过紧，以免压迫乳房，影响泌乳。乳母经常让婴儿吸吮乳头，也能刺激乳汁分泌。

❷ 混合喂养的方法

混合喂养是在确定母乳不足的情况下，以其他乳类或代乳品来补充喂养婴儿的方法。混合喂养虽然不如母乳喂养好，但在一定程度上能保证母亲的乳房按时受到婴儿吸吮的刺激，从而维持乳汁的正常分泌，使婴儿每天能吃到2～3次母乳，对婴儿的健康仍然有很多好处。

混合喂养每次补充其他乳类的数量应根据母乳缺少的程度来定。喂养方法有两种。一种是先喂母乳，接着补喂一定数量的牛奶或有机奶粉，这叫补授

法，适用于6个月以前的婴儿。其特点是，婴儿先吸吮母乳，使母亲乳房按时受到刺激，保持乳汁的分泌。另一种是一次喂母乳，一次喂牛奶或奶粉，轮换间隔喂食，这种叫代授法，适合于6个月以后的婴儿。这种喂法容易使母乳减少，逐渐地用牛奶、奶粉、稀饭、烂面条代授，可培养孩子的咀嚼习惯，为以后断奶做好准备。混合喂养不论采取哪种方法，每天一定要让婴儿定时吸吮母乳，补授或代授的奶量及食物量要足，并且要注意卫生，注意食品安全，母乳以外的替代品的选择要慎重。

❸ 如何调节喂奶粉的时间

以前，很多人认为，如果根据婴儿需求喂奶粉，就容易形成无规则的喂养方式，使婴儿形成坏习惯。相反，如果按时喂奶粉，就容易让婴儿形成有规律的生活习惯，只要规定好喂奶粉的时间，然后就严格地按照时间喂奶。其实，这种认识是不正确的。正是由于过分地担心婴儿的将来，才导致这种错误的认识。

研究结果表明，喂奶粉的时间和婴儿的性格没有太大的关系，因此在哺乳初期，最好跟喂母乳的婴儿一样管理喂奶粉的婴儿。在形成一种习惯之前，应该适当地调节喂奶粉的时间，然后顺其自然遵守喂奶的时间。

❹ 如何调节喂奶粉的量

很多妈妈担心，喂奶粉会不会导致肥胖症。喂奶粉不一定都会导致肥胖症，但是如果宝宝摄取的量过多，就容易导致肥胖症。

很多妈妈不遵循奶粉公司对用量的规定，按照自己的想法任意喂奶，这样就会经常导致严重的后果。持续高温或宝宝发烧的情况下，如果过多地喂奶粉，婴儿的肾脏就不能正常地排泄盐分，因此婴儿的体重会急剧增加。为了延长婴儿的睡眠时间，有些妈妈在奶粉里添加谷物粉，而这种方法却容易导致婴儿肥胖症。

所以喂奶粉时，必须控制好喂奶粉的时间间隔，以及每次喂奶粉的量。

❺ 注意奶嘴口的大小

喂牛奶时不能让婴儿过于疲劳，因此要倒立奶瓶，观察奶嘴是否滴出牛奶。在静静地倒立奶瓶时，最好每2~3秒滴下1滴牛奶。如果滴下的速度过快，就说明奶嘴孔过大。相反，如果牛奶滴下的速度过慢，就说明奶嘴孔过小或被堵塞了。如果普通食量的婴儿喝完一瓶牛奶需要20分钟以上，就说明奶嘴孔过小。

只有牛奶浓度和奶嘴孔的大小相匹配，才容易吸吮瓶里的奶。市面上销售的奶嘴不容易堵塞，但是奶嘴孔很小。如果购买的奶嘴孔过小，可在钢针的一端插木塞，然后抓住木塞烧红钢针的另一端，用烧红的钢针扩大奶嘴孔。

4～6个月，乳牙萌出会翻身

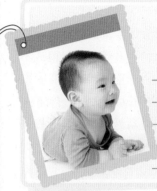

◎在身体发育上，这个阶段是宝宝从只喝母乳到开始添加辅食的时期；在智力发育上，宝宝的感知能力逐渐增强，对外界的反应更加灵敏。这时父母应在宝宝前阶段发展的基础上，继续刺激宝宝的感知，让宝宝用他自己的感官来接触和认识这个世界吧。

4～6个月婴儿的生长发育特点

4～6个月的宝宝生长速度很快，仅次于最初的三个月，仍需要大量的热能和营养素。宝宝的生长发育受到许多因素的影响，包括遗传、环境、营养、疾病等，因此每个宝宝都有自己的生长规律，以下标准值仅作为一般规律的参考。

❶ 4个月宝宝的发育特点

这个时期宝宝的增长速度开始稍缓于前3个月。

（1）身体外观和生长特点

孩子到第4个月末时，后囟门将闭合；头看起来仍然较大，这是因为头部的生长速度比身体其他部位快，这十分正常；他的身体发育很快可以赶上。这个时期宝宝的增长速度开始稍缓于前3个月。

到满四个月时：男婴体重平均6.7千克，身长平均63.7厘米，头围约42.1厘米；女婴体重平均6.0千克，身长平均62.0厘米，头围约41.2厘米。

（2）婴儿的视觉

此时宝宝已经能够跟踪在他面前半周视野内运动的任何物体；同时眼睛的协调能力也可以使他在跟踪靠近和远离他的物体时视野加深。视线变灵活，能从一个物体转移到另外一个物体；头眼协调能力好，两眼随移动的物体从一侧到另一侧，移动180度，能追视物体，如小球从手中滑落掉在地上，他会用眼睛去寻找。

（3）婴儿的听觉和语言发展

这个时期的孩子在语言发育和感情交流上进步较快。高兴时，会大声笑，笑声清脆悦耳。当有人与他讲话时，他会发出咯咯咕咕的声音，好像在跟你对话。对自己的声音感兴趣，可发出一些单音节，而且不停地重复。能发出高声调的喊叫或发出好听的声音。咿呀作语的声调变长。

（4）婴儿的运动能力

这个月，宝宝可以用肘部支撑抬起头部和胸部，根据自己的意愿向四周观看。

你会察觉到孩子会自主地屈曲和伸直

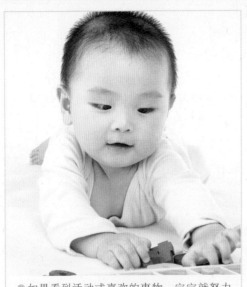

◎如果看到活动或喜欢的事物，宝宝就努力伸手去抓。

腿，随后他会尝试弯曲自己的膝盖，并发现自己可以跳。竖抱时头稳定；扶着腋下可以站片刻；在爸爸妈妈的帮助下，宝宝会从平躺的姿势转为趴的姿势。

能将自己的衣服、小被子抓住不放；会摇动并注视手中的拨浪鼓；手眼协调动作开始出现；平躺时，抬头会看到自己的小脚。

趴着时，会伸直腿并可轻轻抬起屁股，但还不能独立坐稳。对小床周围的物品均感兴趣，都要抓一抓、碰一碰。

（5）婴儿情绪和早期社交发展

孩子不会对每个人都非常友好，他最喜欢父母，到第四个月时则会喜欢其他小朋友。如果他有哥哥姐姐，当他们与他说话时，你会看到他非常高兴。听到街上或电视中有儿童的声音会扭头寻找。随着孩子长大，他对儿童的喜欢度也会增加。相比之下，对陌生人他只会好奇地看一眼或

微笑一下。

他可能已经学会用手舞足蹈和其他的动作表示愉快的心情；开始出现恐惧或不愉快的情绪。会躺在床上自己咿咿呀呀地玩儿。有时候宝宝的动作会突然停下来了，眼珠也不再四处乱看，而是只盯着一个地方，过了一会儿又恢复了正常。

抱着宝贝坐在镜子对面，让宝贝面向镜子，然后轻敲玻璃，吸引宝贝注意镜子中自己的影像，他能明确地注视自己的身影，对着镜中的自己微笑并与他"说话"。

❷ 5个月宝宝的发育特点

每个宝宝都有自己的生长规律，以下标准值仅作为一般规律的参考。

（1）身体外观和生长特点

这段时期的婴儿，眉眼等五官也"长开了"，脸色红润而光滑，变得更可爱了。此时的宝宝已逐渐成熟起来，显露出活泼、可爱的体态，身长、体重增长速度较前减慢。

满五个月的时候：男婴体重平均7.3千克，身长平均65.9厘米，头围约43.0厘米。女婴体重平均6.7千克，身长平均64.1厘米，头围约42.1厘米。

（2）婴儿的视觉

婴儿五个月时才能辨别红色、蓝色和黄色之间的差异。如果孩子喜欢红色或蓝色，不要感到吃惊，这些颜色似乎是这个年龄段孩子最喜欢的颜色。

这时，孩子的视力范围可以达到几米远，而且将继续扩展。他的眼球能上下左右移动，注意一些小东西，如桌上的小点

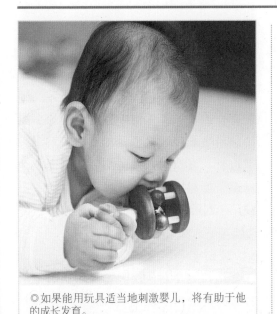

◎如果能用玩具适当地刺激婴儿，将有助于他的成长发育。

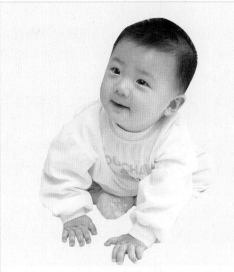

◎在坐着，双手撑地的状态下，能抬头凝视前方。

心；当他看见母亲时，眼睛会紧跟着母亲的身影移动。

（3）婴儿的听觉和语言发展

当宝宝啼哭的时候，如果放一段音乐，正哭的宝宝会停止啼哭，扭头寻找发出音乐的地方，并集中注意力倾听。听到柔和动听的曲子时，宝宝会发出咯咯的笑声。看熟悉的人或物时会主动发音；听到叫自己的名字会注视并微笑；开始发 g、h、l等音。这时候的宝宝，学会的语音越来越丰富，还试图通过吹气、咿咿呀呀、尖叫、笑等方式来"说话"。

（4）婴儿的运动能力

现在婴儿将接受一个重大的挑战——坐起。随着他背部和颈部肌肉力量的逐渐增强，以及头、颈和躯干的平衡发育，他将开始迈出"坐起"这一小步。

首先他要学习在俯卧时抬起头并保持姿势，你可以让他趴着，胳膊朝前放，然后在他前方放置一个铃铛或者醒目的玩具吸引他的注意力，诱导他保持头部向上并看着你。趴在床上可用双手撑起全身，扶成坐的姿势，能够独自坐一会，但有时两手还需要在前方支撑着。

（5）婴儿情绪和早期社交发展

5个月大的宝宝听到母亲或熟悉的人说话的声音就高兴，不仅仅是微笑，有时还会大声笑。此时的宝宝是一个快乐的、令人喜爱的小人儿。微笑现在已经随时在其脸上可见了，而且，除非宝宝生病或不舒服，否则，每天长时间展现的愉悦微笑都会点亮你和他的生活。这一时期是巩固宝宝与父母之间亲密关系的时期。

❸ 6个月宝宝的发育特点

6个月的孩子，在身体外观、语言、运动、认识等方面都有明显的发展。

（1）身体外观和生长特点

这个阶段的孩子，体格进一步发育，神经系统日趋成熟。此时的宝宝差不多已经开始长乳牙了，常是最先长出两颗下中切牙（下门牙），然后长出上中切牙（上门牙），再长出上侧切牙。

满六个月时：男婴体重平均7.8千克，身长平均67.8厘米，头围约44.1厘米；女婴体重平均7.2千克，身长平均65.9厘米，头围约43.0厘米，出牙两颗（由于个体发育不同，在10个月内出牙都属于正常现象）。

（2）婴儿的语言发展

现在的宝宝，只要不是在睡觉，嘴里就一刻不停地"说着话"，尽管爸爸妈妈听不懂宝宝在说什么，但还是能够感觉出宝宝所表达的意思。如宝宝会一边摆弄着手里的玩具，一边嘴里发出"喀……哒……妈"等声音，好像自己跟自己在说着什么似的。

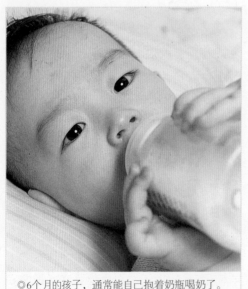
◎6个月的孩子，通常能自己抱着奶瓶喝奶了。

（3）婴儿的运动能力

此时的婴儿俯卧时，能用肘支撑着将胸抬起，但腹部还是靠着床面。仰卧时喜欢把两腿伸直举高。随着头部颈肌发育的成熟，这个年龄的孩子的头能稳稳当当地竖起来了，他们不愿意家长横抱着，喜欢大人把他们竖起来抱。一旦孩子挺起胸部，你就可以帮助他"实践"坐起的动作了。

（4）婴儿的认知能力发展

此时婴儿已能在镜子中发现自己，并喜欢与这个新伙伴聊天，而且照镜子时会笑，会用手摸镜中人。另外，婴儿已知道自己的名字，听到叫他的名字会有反应。

这个阶段，宝宝处在"发现"阶段。随着认知能力的发育，他很快会发现一些物品，例如铃铛和钥匙串，在摇动时会发出有趣的声音。当他将一些物品扔在桌上或丢到地板上时，可能启动一连串的听觉反应，包括：喜悦的表情、呻吟或者导致物件重现或者重新消失的其他反应。他开始故意丢弃物品，让你帮他拣起。这时你可千万不要不耐烦，因为这是他学习因果关系并通过自己的能力影响环境的重要时期。

现在，宝宝变得越来越好动，对这个世界充满了好奇心。这个阶段是宝宝自尊心形成的非常时期，所以父母要引起足够的关注，对宝宝适时给予鼓励，从而使宝宝建立起良好的自信心。当他想做一些危险的事情或者干扰家庭成员休息的事情时，你必须加以约束，然而这时候你处理这个问题最有效的方法是用玩具或其他活动使孩子分心。

（5）婴儿情绪和早期社交发展

现在的宝宝高兴时会笑，受惊或心情不好时会哭，而且情绪变化特别快，刚才还哭得极其投入，转眼间又笑得忘乎所以。当妈妈离开时，宝宝的小嘴一扁一扁地似乎想哭，或者哭起来。如果宝宝手里的玩具被夺走，就会惊恐地大哭，仿佛被人伤害了似的。

当宝宝听到妈妈温柔亲切的话语时，就会张开小嘴咯咯地笑着，并把小手聚拢到胸前一张一合地像是拍手。

♥ 4～6个月婴儿的饮食与喂养

4~6个月的婴儿，饮食仍以母乳为主，并开始逐渐添加辅食，添加辅食可补充宝宝的营养所需，同时还能锻炼宝宝的咀嚼、吞咽和消化能力，促进宝宝的牙齿发育，另外也为今后的断奶做准备。

① 断奶过渡时期需添加辅助食物

断奶过渡，是指给宝宝吃些半流体糊状辅助食物，以逐渐过渡到能吃较硬的各种食物的过程。宝宝到了五六个月时，光吃母奶就会营养不足，这样的孩子看上去体重照样增加，但维生素和铁质等将会越来越不够，容易贫血，抵抗力下降。不喂些辅助食物，孩子就长得不结实，肌肉显得很松弛，而且双眼无神，情绪变坏。因此，这个时期，添加辅助食物便显得非常必要和必需了。

② 添加辅食的时机

一般从4～6个月开始就可以给宝宝添加辅食了，但每个宝宝的生长发育情况不一样，存在着个体差异，因此添加辅食的时间也不能一概而论。父母可以通过以下几点来判断是否开始给孩子添加辅食了。

体重：婴儿体重需要达到出生时的2倍，至少达到6千克。

发育：宝宝能控制头部和上半身，能够扶着或靠着坐，胸能挺起来，头能竖起来，宝宝可以通过转头、前倾、后仰等来表示想吃或不想吃，这样就不会发生强迫喂食的情况。

吃不饱：宝宝经常半夜哭闹，或者睡眠时间越来越短，每天喂养次数增加，但宝宝仍处于饥饿状态，一会儿就哭，一会儿就想吃。当宝宝在6个月前后出现生长加速期时，是开始添加辅食的最佳时机。

行为：如别人在宝宝旁边吃饭时，宝宝会感兴趣，可能还会来抓勺子，抢筷子。如果宝宝将手或玩具往嘴里塞，说明宝宝对吃饭有了兴趣。

吃东西：如果当父母舀起食物放进宝宝嘴里时，宝宝会尝试着舔进嘴里并咽下，宝宝笑着，显得很高兴、很好吃的样子，说明宝宝对吃东西有兴趣，这时就可以放心给宝宝喂食了。如果宝宝将食物吐出，把头转开或推开父母的手，说明宝宝不愿吃也不想吃。父母一定不能勉强，隔几天再试试。

③ 蛋黄的添加方法

婴儿出生3～4个月后，体内贮存的铁已基本耗尽，仅喂母乳或牛奶已满足不了婴儿生长发育的需要。因此从4个月开始需要添加一些含铁丰富的食物，而鸡蛋黄是比较理想的食品之一，它不仅含铁多，还含有小儿需要的其他各种营养素，比较容易消化，添加起来也十分方便。

取熟鸡蛋黄四分之一个，用小勺碾碎，直接加入煮沸的牛奶中，反复搅拌，牛奶稍凉后喂哺婴儿。或者取四分之一生鸡蛋黄加入牛奶和肉汤各一大勺，混合均匀后，用小火蒸至凝固，稍后用小勺喂给婴儿。

给婴儿添加鸡蛋黄要循序渐进，注意观察婴儿食用后的表现，可先试喂四分之一个蛋黄，3～4天后，如果孩子消化很好，大便正常，无过敏现象，可加喂到二分一个，再观察一段时间无不适情况，即可增加到1个。

④ 淀粉类食物的添加方法

宝宝在3个月后唾液腺逐渐发育完全，唾液量显著增加，富含淀粉酶，因而满4个月起婴儿即可食用米糊或面糊等食物，即使乳量充足，仍应添加淀粉食品以补充能量，并培养婴儿用匙进食半固体食物的习惯。初食时，可将营养米粉调成

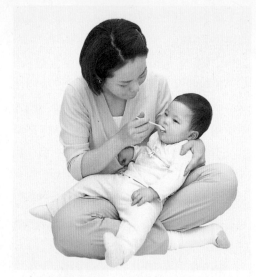

◎随着年龄的增长，断奶食品的摄取量会逐渐增多，因此授乳量逐渐减少。

糊状，开始较稀，逐渐加稠，要先喂一汤匙，逐渐增至3～4汤匙，每日2次。自5～6个月起，乳牙逐渐萌出，可改食烂粥或烂面。一般先喂大米制品，因其比小麦制品较少引起婴儿过敏。6个月以前的婴儿应以乳汁为主食，可在哺乳后添喂少量米糊，以不影响母乳量为标准。

⑤ 妈妈不宜嚼食喂宝宝

许多父母怕婴儿嚼不烂食物，吃下去不易消化，就自己先嚼烂后再给宝宝吃，有的甚至嘴对嘴喂，有的则用手指头把嚼烂的食物抹在宝宝嘴里，这样做是很不卫生的。因为大人的口腔里常带有病菌，很容易把病菌带入宝宝的嘴里，大人抵抗力较强，一般带菌不会发生疾病，而婴儿抵抗力非常弱，很容易传染上疾病。因此，婴儿不能嚼或不能嚼烂的食物最好煮烂、切碎，用小匙喂给婴儿吃。

7~9个月，会玩玩具会爬行

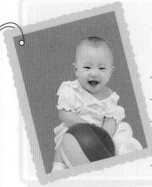

◎7~9个月的婴儿智力和运动能力发展都很快，对一切都很好奇。这个时期的婴儿，添加辅食应多样化，为断奶做好准备。同时，宝宝的免疫力会有所降低，患病的概率增加，父母应注意加强对宝宝的照顾。

❤ 7~9个月婴儿的生长发育特点

7~9个月的宝贝，已经开始逐渐萌出牙齿，初步具有一些咀嚼能力，消化酶也有所增加，所以能够吃的辅食越来越多，这个阶段的宝宝生长速度较前半年有所减慢，这一时期宝宝的胃容量已经达到200毫升左右，需要多次喂哺。

❶ 7个月宝宝的发育特点

这个时期的宝宝，身体发育开始趋于平缓。

（1）身体外观和生长特点

这个时期，如果宝宝下面中间的两个门牙还没有长出，这个月也许就会长出来了。如果已经长出来，上面当中的两个门牙也许就快萌出了。

满7个月时，男婴体重平均8.3千克，身长平均69.5厘米，头围约44.5厘米；女婴体重平均7.7千克，身长平均67.6厘米，头围约43.5厘米。

（2）婴儿的语言发展

此时家长参与孩子的语言发育过程更加重要，这时他开始主动模仿说话声，在开始学习下一个音节之前，他会整天或几天一直重复这个音节。能熟练地寻找声源，听懂不同语气、语调表达的不同意义。现在他对你发出的声音的反应更加敏锐，并尝试跟着你说话，因此要像教他叫"爸爸"和"妈妈"一样，耐心地教他一些简单的音节和诸如"猫"、"狗"、"热"、"冷"、"走"、"去"等词汇。尽管至少还需要1年以上的时间，你才能听懂他咿呀的语言，但周岁以前孩子就能很好地理解你说的一些词汇。

（3）婴儿的运动能力

如果你把宝宝扶成坐直的姿势，他将不需要用手支持而仍然可以保持坐姿。孩子从卧位发展到坐位是动作发育的一大进步。当他从这个新的起点观察世界时，他会发现用手可以做很多令人惊奇的事情。他可能已经学会如何将物品从一只手转移到另一只手，从一侧到另一

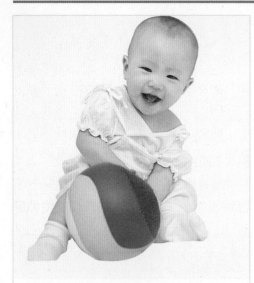
◎这时的宝宝能独自坐稳，因此能利用容易抓的玩具做游戏。

侧转动并反转。此时婴儿翻身动作已相当灵活了。尽管他还不能够站立，但两腿已能支撑大部分的体重。扶着掖下时能够上下跳跃，坐在桌子边的时候会用手抓挠桌面，可以够到桌上的玩具，会撕纸，会摇动和敲打玩具，两只手可以同时抓住两个玩具。

（4）婴儿情绪和社交发展

此时的孩子已经能够区别亲人和陌生人，看见看护自己的亲人会高兴，从镜子里看见自己会微笑，如果和他玩藏猫儿的游戏，他会很感兴趣。这时的宝宝会用不同的方式表示自己的情绪，如用哭、笑来表示喜欢和不喜欢。这个时期的宝宝能有意识地较长时间注意感兴趣的事物，不过宝宝仍有分离焦虑的情绪。

（5）婴儿的认知发展

此时的宝宝，玩具丢了会找，能认出熟悉的事物。对自己的名字有反应。能跟妈妈打招呼，会自己吃饼干，出现认生的行为，对许多东西表现出害怕的样子。能够理解简单的词义，懂得大人用语言和表情表示的表扬和批评；能记住3～4个离别一星期的熟人；会用声音和动作表示要大小便。

❷ 8个月宝宝的发育特点

8个月的宝宝从自身发育来讲，已进入一个新的阶段。

（1）身体外观和生长特点

男宝宝体重平均8.8千克，身高平均71.0厘米，头围约45.1厘米；女宝宝体重平均8.2千克，身高平均69.1厘米，头围约44.1厘米。男宝宝胸围平均为44.9厘米左右；女宝宝平均为43.7厘米左右。

（2）婴儿的语言发展

孩子的发音从早期的咯咯声，或尖叫声，向可识别的音节转变。他会笨拙地发出"妈妈"或"拜拜"等声音。当你感到非常高兴时，他会觉得自己所说的具有某些意义，不久他就会利用"妈妈"的声音召唤你或者吸引你的注意。

这一阶段的婴儿，明显地变得活跃了，能发的音明显地增多了。当他吃饱睡足情绪好时，常常会主动发音，发出的声音不再是简单的韵母声"a"、"e"了，而出现了声母音"pa"、"ba"等。还有一个特点是能够将声母和韵母音连续发出，出现了连续音节，如"a-ba-ba"、"da-da-da"等，所以也称这年龄阶段的孩子的语言发育处

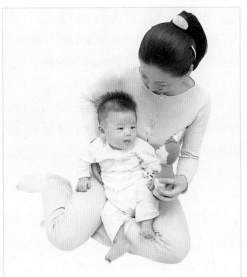

◎虽然宝宝还不会说话，但是应该反复地教他不同的问候语。

在重复连续音节阶段。

除了发音之外，孩子在理解成人的语言上也有了明显的进步。他已能把母亲说话的声音和其他人的声音区别开来，可以区别成人的不同的语气，如大人在夸奖他时，他能表示出愉快的情绪，听到大人在责怪他时，表示出懊丧的情绪。

此时婴儿还能"听懂"成人的一些话，并能作出相应的反应。如成人说"爸爸呢"，婴儿会将头转向父亲；对婴儿说"再见"，他就会作出招手的动作，表明婴儿已能进行一些简单的言语交流。能发出各种单音节的音，会对着他的玩具说话。能发出"大大、妈妈"等双唇音，能模仿咳嗽声、舌头"喀喀"声或咂舌声。

孩子还能对熟人以不同的方式发音，如对熟悉的人发出声音的力量和高兴情况与陌生人相比有明显的区别。他也会用

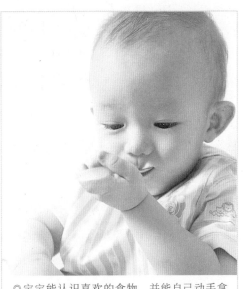

1～2种动作表示语言。

（3）婴儿的运动能力

此时孩子可以在没有支撑的情况下坐起，而且坐得很稳，可独坐几分钟，还可以一边坐一边玩，还会左右自如地转动上身也不会倾倒。尽管他仍然不时向前倾，但几乎能用手臂支撑身体了。

因为现在他已经可以随意翻身，一不留神他就会翻动，可由俯卧位翻成仰卧位，或由仰卧翻成俯卧位，所以在任何时候都不要让孩子独处。

此时的宝宝已经达到新的发育里程碑——爬。刚开始的时候宝宝爬有三个阶段，有的孩子向后倒着爬，有的孩子原地打转，还有的是匍匐向前，这都是爬的一个过程。等宝宝的四肢协调得非常好以后，他就可以立起来手膝爬了，而且头颈抬起，胸腹部离开床面，可在床上爬来爬去。

◎宝宝能认识喜欢的食物，并能自己动手拿着吃。

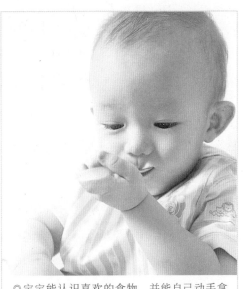

此时他也许非常喜欢听"唰唰"的翻书声和撕纸声，不论有没有出牙，都会吃小饼干，能发出咀嚼的动作。

（4）婴儿情绪和社交发展

如果对孩子十分友善地谈话，他会很高兴；如果你训斥他，他会哭。从这点来说，此时的孩子已经开始能理解别人的感情了。而且喜欢让大人抱，当大人站在孩子面前，伸开双手招呼孩子时，孩子会发出微笑，并伸手表示要抱。

（5）婴儿的认知发展

此时的孩子对周围的一切充满好奇，但注意力难以持续，很容易从一个活动转入另一个活动。对镜子中的自己有拍打、亲吻和微笑的举动，会移动身体拿自己感兴趣的玩具。懂得大人的面部表情，大人夸奖时会微笑，训斥时会表现出委屈的样子。

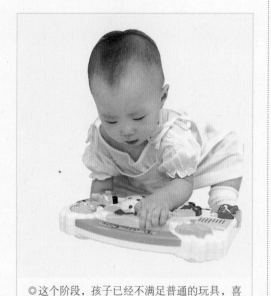

◎这个阶段，孩子已经不满足普通的玩具，喜欢会发生声音的玩具。

❸ 9个月宝宝的发育特点

这个月，宝宝头部的生长速度减慢，腿部和躯干生长速度开始加快。

（1）身体外观和生长特点

满九个月时，男婴体重平均9.2千克，身高平均72.3厘米，头围约45.4厘米；女婴体重平均8.6千克，身高平均70.4厘米，头围约44.5厘米。

（2）婴儿的运动能力

这个月，宝宝已经能扶着周围的物体站立。

扶立时背、髋、腿能伸直，搀扶着能站立片刻，能抓住栏杆从坐位站起，能够扶物站立，双脚横向跨步。也能从坐位主动地躺下变为卧位，而不再被动地倒下。

由原来的手膝爬行过渡到熟练地手足爬行，由不协调到协调，可以随意改变方向，甚至爬高。

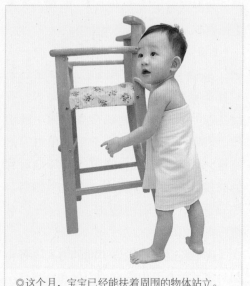

◎这个月，宝宝已经能扶着周围的物体站立。

（3）婴儿的语言发展

现在他能够理解更多的语言，与你的交流具有了新的意义。在他不能说出很多词汇或者任何单词以前，他可以理解的单词可能比你想象的多。此时尽可能与孩子说话，告诉他周围发生的事情，要让你的语言简单而特别，这样可增加孩子的理解能力。

无论你给他翻阅图书还是与他交谈，都要给孩子充足的参与时间。比如向孩子提问并等待孩子的反应，或者让孩子自己引导。此时他也许已经能用简单的语言回答问题；会做3～4种表示语言的动作；对不同的声音有不同的反应，当听到"不"或"不动"的声音时能暂时停止手中的活动；知道自己的名字，听到妈妈说自己名字时就停止活动，并能连续模仿发声。听到熟悉的声音时，能跟着哼唱；能说一个字并以动作表示，如说"不"时摆手，"这、那"时用手指着东西。

（4）婴儿情绪和社交发展

之前一段时期，宝宝是坦率、可爱的，而且和你相处得非常好；到这个时候，她也许会变得紧张执著，而且在不熟悉的环境和人面前容易害怕。宝宝行为模式之所以发生巨大变化，是因为他有生以来第一次学会了区分陌生人与熟悉的环境。

宝宝对妈妈更加依恋，这是分离焦虑的表现。当妈妈走出他的视野时，他知道妈妈就在某个地方，但没有与他在一起，这样会导致他更加紧张。

情感分离焦虑通常在10~18个月期间达到高峰，在1岁半以后慢慢消失。妈妈不要抱怨宝宝具有占有欲，应努力给予宝宝更多的关心和好心情。因为妈妈的行动可以教会宝宝如何表达爱并得到爱，这是宝宝在未来许多年赖以生存的感情基础。

（5）婴儿的认知发展

此时的宝宝也许已经学会随着音乐有节奏地摇晃，能够认识五官；能够认识一些图片上的物品，例如他可以从一大堆图片中找出他熟悉的几张。

有意识地模仿一些动作，如：喝水、拿勺子在水中搅等。可能他已经知道大人在谈论自己，懂得害羞；会配合穿衣。会与大人一起做游戏，如大人将自己的脸藏在纸后面，然后露出来让孩子看见，孩子会高兴，而且主动参与游戏，在大人上次露面的地方等待着大人再次露面。

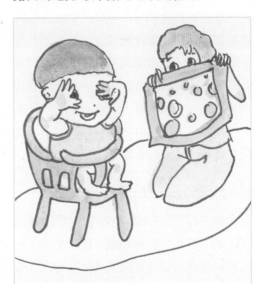

◎在这个时期，婴儿的模仿能力很强，还喜欢和大人一起做游戏。

❤ 7~9个月婴儿的饮食与喂养

7~9个月的婴儿，生长发育较前半年相对较慢，但对宝宝喂养的要求却要更加细致周到。在此期间，妈妈的奶量、质量已经下降，因此给宝宝添加的辅食必须要满足宝宝生长发育的需求。此时还要有目的地训练宝宝的吞咽能力。

① 断奶过渡后期的喂养

断奶的具体月龄无硬性规定，通常在1岁左右，但必须要有一个过渡阶段，在此期间应逐渐减少哺乳次数，增加辅食，否则容易引起婴儿不适，并导致摄入量锐减，消化不良，甚至营养不良。7~8个月母乳乳汁明显减少，所以8~9个月后可以考虑断奶。

这个时期，可开始培养宝宝独立吃饭的能力。同时，宝宝辅食的添加应该多样化，食物的颜色和形状是刺激婴儿兴趣的重要要素，因此要特别注意。妈妈最好自己在家为宝宝做断奶食品。这个时期，婴儿逐渐喜欢跟家人坐在餐桌前吃饭，但是要避免油炸食品和过于刺激的食品以及黄豆、洋葱等不容易消化的食品。另外，喂断奶食品时，应该适当给婴儿补充水分。

② 给婴儿补充蛋白质

6个月以后，母乳中的蛋白质已逐渐满足不了婴儿生长发育的需要，父母就应选择其他优质蛋白质给予及时补充，这对婴儿的良好发育极为重要。婴幼儿补充蛋白质的最佳途径是食补。要根据婴幼儿的生长发育特点，选择富含蛋白质的各种食物进行合理搭配，合理烹调，以满足宝宝对蛋白质的需要。在安排饮食时，可以牛奶和豆浆交替喂给婴儿喝。此外，大豆制品如豆腐、豆腐干等亦是较好的蛋白质食品。另外，饮食要多样化，不但要注意主副食品搭配，而且要防止主食过于单调。

③ 给婴儿补锌和补钙

婴儿缺锌，就会使含锌酶活力下降，造成生长发育迟缓、食欲不振，甚至拒食。当孩子出现上述症状而怀疑其缺锌时，应请医生检查，确诊缺锌后，在医生指导下服用补锌制品。日常生活中最好的补锌办法是通过食物补锌。首先，提倡母乳喂养。其次，多食含锌食物，如贝类海鲜、肉类、豆类、干果、牛奶、鸡蛋等。锌属于微量元素，因此补充应适量。

婴儿期正是身体长得最快的时期，骨骼和肌肉发育需要大量的钙，因而对钙的需求量非常大。如未及时补充，2岁以下尤其是1岁以内的婴儿，身体很容易缺钙。此外，早产儿、双胞胎及经常腹泻或易患呼吸道感染的婴幼儿，身体更容易缺钙。补钙的原则仍然是从食物中摄取，这样既经济又安全。

④ 婴儿挑食时的喂养

宝宝在七八个月时，对食物会表现出暂时的喜好或厌恶情绪。妈妈不必对这一

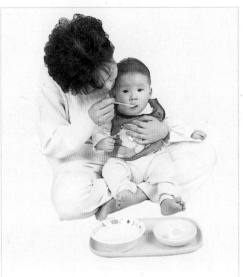

◎大部分婴儿只想吃特定食品，拒绝某些食品。在这种情况下，妈妈的态度非常重要。

现象过于紧张，以致采取强制态度，造成宝宝的抵触情绪。宝宝对于新的食物，一般要经过舔、勉强接受、吐出、再喂、吞等过程，反复多次才能接受。父母应耐心、少量、多次地喂食，并给予宝宝更多的鼓励和赞扬。

孩子的模仿能力强，对食物的喜好容易受家庭的影响。作为父母，更应以身作则，不挑食，不暴饮暴食，不过分吃零食。同时，要给宝宝营造一个开心宽松的进食气氛，进食期间避免玩耍、看电视等不良习惯。

另外，父母应该不断地调整食物的色、香、味、形，以诱发宝宝的食欲，对食物保持良好的兴奋性，使宝宝乐于接受新的食物。

❺ 婴儿营养不良的表现及治疗

营养不良是由于营养供应不足、不合理喂养、不良饮食习惯及精神、心理因素

所致，另外，因食物吸收利用障碍等引起的慢性疾病也会引起婴儿营养不良。

婴儿营养不良的表现为体重减轻，皮下脂肪减少、变薄。一般的，腹部皮下脂肪先减少，继之是躯干、臀部、四肢，最后是两颊脂肪消失而使婴儿看起来似老人，皮肤则干燥、苍白松弛，肌肉发育不良，肌张力低。轻者常烦躁哭闹；重者反应迟钝，消化功能紊乱，可出现便秘或腹泻。

在治疗上，轻者可通过调节饮食促其恢复，重者应送医院进行治疗。

❻ 婴儿食欲不振的防治

一般情况下，婴儿每日每餐的进食量都是比较均匀的，但也可能出现某日或某餐进食量减少的现象。不可强迫孩子进食，只要给予充足的水分，孩子的健康就不会受损。

婴儿的食欲可受多种因素（如温度变化、环境变化、接触不熟悉的人及体内消化和排泄状况的改变等）的影响。短暂的食欲不振不是病兆，如连续2～3天食量减少或拒食，并出现便秘、手心发热、口唇发干、呼吸变粗、精神不振、哭闹等现象，则应注意。不发热者，可给孩子助消化的中药和双歧杆菌等菌群调节剂，也可多喂开水（可加果汁、菜汁）。

待婴儿积食消除，消化通畅，便会很快恢复正常的食欲。如无好转，应去医院作进一步的检查治疗。

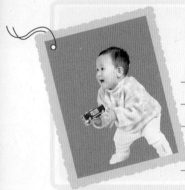

10～12个月，咿咿呀呀会说话

◎在这个阶段，宝宝开始向幼儿过度，身体和智力发展明显增长，饮食与护理方面的要求也都发生了一些变化，如何更好地照顾这个阶段的宝宝呢，让我们一起来学习一下吧。

♥ 10～12个月婴儿的生长发育特点

10~12个月的婴儿已经能独自坐很长时间，会爬行，自己能够扶着栏杆在小床上或围栏里来回走或用学步车来回走。手的动作也更加自如，能双手玩玩具，可指着东西提要求，还能模仿大人的动作。

❶ 10个月宝宝的发育特点

这个时期，孩子们身体发展的不平衡更为显著了。

（1）身体外观和生长特点

这个月孩子的身长会继续增加，给人的印象是变瘦了。男婴的体重平均9.5千克，身高平均73.6厘米，头围约45.8厘米；女婴体重平均8.9千克，身高平均71.8厘米，头围约44.8厘米。男婴胸围为45.97厘米，女婴为45.15厘米。

（2）婴儿的语言发展

此时的宝宝也许已经会叫妈妈、爸爸，能够主动地用动作表示语言。有些孩子周岁时已经学会2～3个词汇，但可能性更大的是，孩子周岁时所说的话是一些快而不清楚的声音。

在他说话时，你反应越强烈就越能刺激孩子进行语言交流。婴儿若开始能模仿别人的声音，并要求成人有应答，就进入了说话萌芽阶段。另外，在成人的语言和动作引导下，他还能模仿成人拍手，做挥手再见和摇头等动作。

（3）婴儿的运动能力

此时的宝宝能够独自站立片刻，能迅速爬行，大人牵着手会走；这年龄阶段也是向直立行走过渡的时期，一旦孩子会独坐后，他就不再老老实实地坐着了，就想站起来了。

孩子可以拉着栏杆从卧位或者座位上站起来，双手拉着妈妈或者扶着东西蹒跚挪步。有的孩子在这段时间已经学会一手扶物地蹲下捡东西。

随着孩子学会随意打开自己的手指，他会开始喜欢扔东西。如果你将小玩具放在他椅子的托盘或床上，他会将东西扔下，并随后大声喊叫，让别人帮他拣回

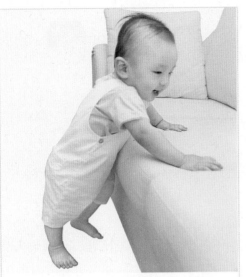

◎婴儿不仅能扶着周围的事物站立，而且能爬到较高的地方，因此要特别注意婴儿的行为。

来，以便他可以重新扔掉。如果你向孩子滚去一个大球，起初他只是随机乱拍，随后他就会拍打，并可以使球朝你的方向滚过去。

（4）婴儿情绪和社交发展

随着时间的推移，孩子的自我概念变得更加成熟，如见陌生人和与你分离时几乎没有障碍，他自己也将变得更加自信。喜欢被表扬，喜欢主动亲近小朋友。以前你可能在他舒服时指望他能听话，但是现在通常难以办到，他将以自己的方式表达需求。

当他变得更加活跃时，你会发现你经常要说"不"，以警告他远离不应该接触的东西。但是即使他可以理解词汇以后，他也可能根据自己的意愿行事，父母必须认识到这仅仅是强力反抗将要来临的前奏。

在这个阶段，孩子可能会表现出害怕他以前学步时曾经适应的物品或情况的现象。比如在这个时期，婴儿害怕黑暗、打雷和吸尘器的声音很常见。

（5）婴儿的认知发展

此时的宝宝能够认识常见的人和物。他开始观察物体的属性，从观察中他会得到关于形状、构造和大小的概念，甚至他开始理解某些东西可以食用，而其他的东西则不能，尽管这时他仍然将所有的东西放入口中，但只是为了尝试。

遇到感兴趣的玩具，他会试图拆开看看里面的结构，体积较大的，知道要用两只手去拿，并能准确找到存放食物或玩具的地方。此时宝宝的生活已经很规律了，每天会定时大便，心里也有一个小算盘，明白早晨吃完早饭后可以去小区的公园里溜达。

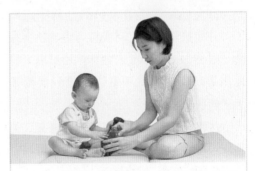

◎在这个时期，用眼睛看、用耳朵听、用手触摸的实际体验非常重要。

❷ 11个月宝宝的发育特点

这个月，宝宝的身心发展可能会有突飞猛进的变化。

（1）身体外观和生长特点

满11月时男婴的体重平均9.9千克，身高平均74.9厘米，头围约46.1厘米；女婴体重平均9.2千克，身高平均73.1厘米，头围约45.1厘米。

（2）婴儿的语言发展

此时的宝宝，能准确理解简单词语的意思。在大人的提醒下会喊爸爸、妈妈。会叫奶奶、姑、姨等；会做一些表示词义的动作，如竖起手指表示自己1岁；能模仿大人的声音说话，说一些简单的词。可正确模仿音调的变化，并开始发出单词的声音。能很好地说出一些难懂的话，对简单的问题能用眼睛看、用手指的方法做出回答，如问他"小猫在哪里"，孩子能用眼睛看着或用手指着猫。喜欢发出"咯咯"、"嘶嘶"等有趣的声音，笑声也更响亮，并喜欢反复说会说的字。能听懂3~4个字组成的一句话。

（3）婴儿的运动能力

宝宝已经能牵着家长的一只手走路了，并能扶着推车向前或转弯走。还会穿裤子时伸腿，用脚蹬去鞋袜。还可以平稳地坐着玩耍，能毫不费力地坐到矮椅子上，能扶着家具迈步走。

这时勺子对孩子有了特殊的意义，他不仅可以将其用作敲鼓的鼓槌，还可以自己用勺子往嘴里送食品。

（4）婴儿情绪和社交发展

此时的宝宝已经能执行大人提出的简单要求。会用面部表情、简单的语言和动作与成人交流。这时期的孩子能试着给别人玩具玩，心情也开始受妈妈的情绪影响。喜欢和成人交往，并模仿成人的举动。

在不断的实践中，他会有成功的愉悦感；当受到限制、遇到"困难"时，仍然

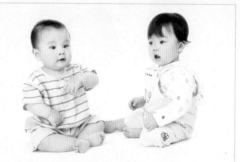

◎通过和同龄小朋友的交往，能培养婴儿的社会性。

以发脾气、哭闹的形式发泄因受挫而产生的不满和痛苦。在这个阶段，孩子与人交往的能力不断增强。

（5）婴儿的认知发展

此时的宝宝已经能指出身体的一些部位；不愿意母亲抱别人，有初步的自我意识。喜欢摆弄玩具，对感兴趣的事物能长时间地观察，知道常见物品的名称并会表示。此外，孩子能仔细观察大人无意间做出的一些动作，头能直接转向声源，也是词语——动作条件反射形成的快速期。

这时期的孩子懂得选择玩具，逐步建立了时间、空间、因果关系，如看见母亲倒水入盆就等待洗澡，喜欢反复扔东西拾等。

❸ 12个月宝宝的发育特点

12个月大的宝宝即将进入幼儿期，步入成长的另一个阶段。

（1）身体外观和生长特点

满12个月时，男婴体重平均10.2千克，身高平均76.1厘米，头围约46.5厘米；女婴体重平均9.5千克，身高平均74.3厘米，头围约45.4厘米。

（2）婴儿的语言发展

此时宝宝对说话的注意力日益增加。能够对简单的语言要求作出反应。对"不"有反应。会利用简单的姿势例如摇头代替"不"。会利用惊叹词，例如"oh-oh"。喜欢尝试模仿词汇。

这时虽然孩子说话较少，但能用单词表达自己的愿望和要求，并开始用语言与人交流。已能模仿和说出一些词语，所发出的一定的"音"开始有一定的具体意义，这是这个阶段孩子语言发音的特点。

孩子常常用一个单词表达自己的意思，如"外外"，根据情况，可能是表达"我要出去"或"妈妈出去了"；"饭饭"可能是指"我要吃东西或吃饭"的意思。

（3）婴儿的运动能力

此时的宝宝能够站起、坐下，绕着家具走的行动更加敏捷。不必扶，自己站稳能独自走几步。站着时，能弯下腰去捡东西，也会试着爬到一些矮的家具上去。

有的宝宝已经可以自己走路了，尽管还不太稳，但对走路的兴趣很浓，这一变化使孩子的眼界豁然开阔。

（4）婴儿情绪和社交发展

开始对小朋友感兴趣，愿意与小朋友接近、玩游戏。自我意识增强，开始要自己吃饭，自己拿着杯子喝水。可以识别许多熟悉的人、地点和物体的名字，有的宝宝可以用招手表示"再见"，用作揖表示"谢谢"。会摇头，但往往还不会点头。

现在一般很听话，愿意听大人指令帮你拿东西，以求得赞许，对亲人特别是对妈妈的依恋也增强了。

（5）婴儿的认知发展

此时孩子仍然非常爱动。在孩子周岁时，他将逐渐知道所有的东西不仅有名字，而且也有不同的功用。你会观察

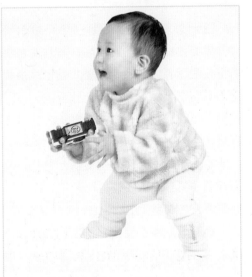

◎有些婴儿学会爬行，有些婴儿开始走路，可见婴儿的表现千差万别。

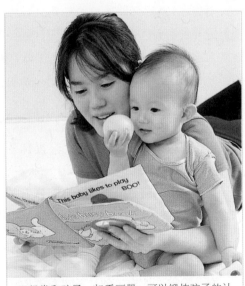

◎经常和孩子一起看画册，可以锻炼孩子的认知和理解能力。

到他将这种新的认知行为与游戏融合，产生一种新的迷恋。例如，他不再将一个玩具电话作为一个用来咀嚼、敲打的有趣玩具，当看见你打电话时，将模仿你的动作。

此时他也许已经会随儿歌做表演动作。能完成大人提出的简单要求。不做成人不喜欢或禁止的事。隐约知道物品的位置，当物体不在原来的位置时，他会到处寻找。

已经具备了看书的能力，可以认识图画、颜色，指出图中所要找的动物、人物。当然，这需要妈妈的指导和协助。

💗 10～12个月婴儿的饮食与喂养

这个阶段，在饮食生活方面，婴儿已基本结束了以喝母乳或奶粉为主的饮食生活，随着婴儿的成长，婴儿身体对营养的需求明显增多，咀嚼功能和肠胃消化功能有了很大提高，婴儿的饮食应该开始由半固体向固体食物转变。

① 按计划喂断奶食品

要想在1周岁之前让孩子断奶，首先要制定详细的断奶计划，然后按照计划慢慢地改变每天的饮食习惯。即使是双胞胎，一种方法不一定适合两个孩子。如果每天的生活有节奏，就比较容易，但是必须随机应变。只要婴儿健康，而且顺利地解决了所有琐事，即使每天的生活没有规律也无大碍。

在一周岁之前，把婴儿断奶期分为三个阶段。

第一阶段：出生4～6个月时，开始喂乳状食品。

第二阶段：从6～7个月开始，婴儿就可尝试独自吃饭。

第三阶段：从第9个月开始可以跟家人一起吃饭，而且能吃跟家人一样的食品。

如果顺利地经过这个阶段，就能减少每天吃奶的次数，而且每天吃三顿饭，同时喝2～3杯牛奶。如果断奶食品的摄取量增加，授乳量就逐渐减少，最好能自然地断奶。

② 断奶应注意的问题

白天必须让婴儿吃饱：刚开始断奶时，最好在白天喂断奶食品，而且要在喂奶粉或喂母乳之前，即在婴儿处于饥饿状态下喂断奶食品。如果早上肚子饿，可以在早上喂断奶食品。有些妈妈认为，只要让婴儿吃饱，晚上他就会沉睡。如果晚上喂断奶食品，因为要消化食物，婴儿就睡不好觉。而且晚上妈妈也比较忙，因此最好在白天喂断奶食品。

逐渐增加断奶食品的量：开始断奶1周后，在喂奶粉或喂母乳前，最好喂4小勺断奶食品，而在早上只喂断奶食品，早餐，最好选择谷类、牛奶和蛋黄。从

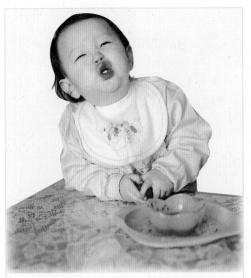

◎不能强迫婴儿吃断奶食品，应该耐心地等到婴儿独自吃断奶食品为止。

第二周开始，可以喂蔬菜或果汁，但是不能突然增加断奶食品的量，必须慢慢地增加。

合理安排吃断奶食品的时间：大部分婴儿不喜欢在深夜或清晨吃断奶食品，但是在这个时期，婴儿每天都能吃三次断奶食品。夜间最好不要喂断奶食品。婴儿不吃饭直接就睡觉的情况下，只要安稳地睡觉，就不用叫醒他吃断奶食品。另外，如果婴儿睡懒觉，就可以取消早餐，但是婴儿想吃时，随时都要喂断奶食品。不喂断奶食品时，必须保证每天的牛奶摄取量。

❸ 根据季节给宝宝添加辅食

一年四季，气候各有不同，有春暖、夏热、秋燥、冬寒之特点，宝宝的饮食也要根据季节的轮换而进行适当调整。

春季，气候由寒转暖，万物复生，是传染病和咽喉疾病易发季节，在饮食上应清温平淡，主食可选用大米、小米、红小豆等，牛肉、羊肉、鸡肉等副食品不宜过多。春季蔬菜品种增多，除应多选择绿叶蔬菜如小白菜、油菜、菠菜等外，还应给宝宝吃些萝卜汁、生拌萝卜丝等。这样不仅能清热，而且可以利咽喉，预防传染病。

夏季，气候炎热，体内水分蒸发较多，加之易食生冷食物，胃肠功能较差，此时不仅要注意饮食卫生，而且要少食油腻食物，可多吃些瘦肉、鱼类、豆制品、咸蛋、酸奶等高蛋白食物，还可多食新鲜蔬菜和瓜果。

秋季，气候干燥，也是瓜果旺季，宜食生津食品，可多给宝宝吃些梨，以防治秋燥。还要注意饮食品种多样化，不要过于吃生冷的食物。

冬季，气候寒冷，膳食要有足够的热能，可多食些牛肉、羊肉等厚味食物。避免食用西瓜等寒冷食物，同时要多吃些绿叶蔬菜和柑橘等。

❹ 婴儿应少吃冷饮

在炎热的夏天，吃适量的冰棍、雪糕等冷饮，能起到防暑降温的作用。但是过量的话，就不利于身体健康。婴儿的胃肠道正处于发育阶段，胃黏膜比较娇嫩，过量食入冷饮可损伤胃黏膜，容易患胃肠疾病。另外，由于寒冷的刺激，可使胃黏膜血管收缩，胃液分泌减少，引起食欲下降和消化不良，因此，婴儿应少吃冷饮。

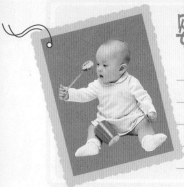

婴幼儿的预防接种与常见问题

◎ 都说预防胜于治疗，在养育宝宝的过程中，首先应通过给宝宝进行预防接种，提升宝宝抵抗疾病的能力，同时，及时的健康检查，也是保证宝宝们健康成长的必要步骤。

♥ 婴幼儿预防接种事宜

婴幼儿时期孩子生长发育旺盛，对传染病的抵抗力很弱，好多疾病会威胁到宝宝的生命和健康。通过给宝宝进行预防接种，有计划、有步骤地提高和增强宝宝抵抗疾病的能力，可防止各种疾病的发生。

❶ 什么是"预防接种"及操作方法

预防接种是指根据疾病预防控制规划，按照国家和省级规定的免疫程序，由合格的接种单位和接种人员给适宜的接种对象接种疫苗，以提高人群的免疫水平，

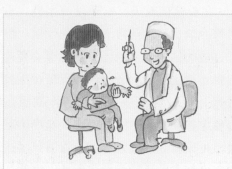

◎ 婴幼儿进行预防接种，就像给宝宝穿了一件保护衣，可以保护宝宝不受病毒的侵袭。

达到预防和控制传染病发生和流行的目的。预防接种就是人们常说的打防疫针，最终目的是为了预防疾病的发生和传染。

预防接种的具体操作方法是，通过将"疫苗"（用人工培育并经过处理的病菌、病毒等）接种在健康人的身体内，使人在不发病的情况下产生预防接种抗体，获得特异性免疫。如接种卡介苗能预防肺结核、种痘能预防天花等。针对婴幼儿的情况，婴儿在出生后3～6个月时，通过腹内的胎盘从母体中获得的抵抗力（即免疫力）已开始下降并消失，因此，需要进行预防接种（即打预防针）来形成免疫，以保护机体免受重病的侵袭。一旦免疫形成，传染给病原体的记忆就留在体内，就能保证被接种者具有相应的免疫力。此外，对于一些具有传染性的疾病，预防接种也能起到很好的控制作用。

❷ 常见的预防接种疫苗

不同的疫苗可以用于针对不同的疾病，

目前我国进行免疫接种的有卡介苗、脊髓灰质炎疫苗、百白破三联疫苗、麻疹疫苗、甲肝疫苗、乙肝疫苗、乙脑疫苗、流脑疫苗。

（1）卡介苗

该疫苗采用无毒牛型结核杆菌制成，安全有效。卡介苗自从1921年应用至今已有70多年的历史，无数经验证明，卡介苗接种后可降低结核病的患病率和死亡率，如接种质量高，一次接种的保护力可达10~15年。卡介苗在一般婴儿出生后即可接种，如果出生时没接种，可在2个月内接种。2个月以上的婴儿，在接种前要做结核菌素试验，检查一下是否感染过结核，如试验阳性即可接种卡介苗。在3岁、7岁及12岁时，如结核试验阴性，应进行复种。

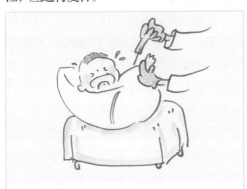
◎卡介苗一般在婴儿出生后即可接种，如果出生时没接种，可在2个月内接种。

（2）百白破三联疫苗

百白破三联疫苗即百白破制剂，该制剂是将百日咳菌苗，精制白喉类毒素及精制破伤风类毒素混合制成，注射该制剂可同时预防百日咳、白喉和破伤风。这三种疾病可严重威胁小儿的健康与生命，接种百白破三联疫苗，能提高婴幼儿对这几种疾病的抵抗能力。接种一般是在婴儿出生满3个月时进行，初种必须注射3针，每次间隔4~6周，孩子1岁半到2岁时再复种1次。

（3）脊髓灰质炎疫苗

脊髓灰质炎疫苗又称"脊灰糖丸"，是一种口服疫苗制剂，白色颗粒状糖丸，接种安全。婴儿出生后按计划服用糖丸，可有效地预防脊髓灰质炎，也就是我们常说的小儿麻痹症。现在服用的均是白色三价混和疫苗，出生后满2月初服，以后每隔1月服两次，连服两次，4岁加强1次。

值得注意的是，"脊灰糖丸"是一种活病毒，切忌用热开水融化或混入其他饮料中服用，应用温开水化开或吞服，以免将糖丸中的活病毒烫死而失去作用，同时，糖丸在发放后要立即服用，不要放置太久，以免失效。

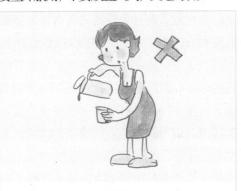
◎不能用热水冲服脊灰糖丸。

（4）麻疹疫苗

麻疹疫苗是一种减毒活疫苗，接种反应较轻微，免疫持久性良好，婴儿出生后按期接种，可以预防麻疹。由于6今月以内婴儿有从母体获得的抗体，所以6个月内婴儿一般不会得麻疹。如6个月以内注射麻疹疫苗，反而会中和婴儿体内的抗体，达不到预期效果，所以第一次接种应在婴儿满8个月时，当宝宝到2岁、7岁、12岁时再进行复种。

（5）甲肝疫苗

甲肝疫苗用于预防甲型肝炎。将对人无害，具有良好免疫原性的甲型肝炎病毒减毒株接种于人二倍体细胞，培养后经抽提和纯化溶于含氨基酸的盐平衡溶液，用于预防甲型病毒性肝炎。我国生产的减毒活疫苗免疫效果良好，接种后至少可获得4年以上的持续保护。1岁以上的易感者均可接种。

（6）乙肝疫苗

婴幼儿接种乙肝疫苗时为避免局部肿痛，可改成肌肉注射。

乙肝疫苗用以预防乙型肝炎。目前我国使用的主要有乙型肝炎血源疫苗和乙肝基因工程疫苗两种，适用于所有可能感染乙肝者。乙型肝炎血源疫苗系由无症状乙型肝炎表面抗原（HBsAg）携带者血浆提取的HBsAg经纯化灭活及加佐剂吸附后制成，这种新一代乙肝疫苗具有安全、高效等优点。由于我国是乙肝的高发国家，人群中乙肝病毒表面抗原阳性率达10%以上，这是一个严重的公共卫生问题，注射乙肝疫苗是控制该病的最有效措施之一，所以我国近来已开始将此疫苗纳入计划免疫中，新生儿均应在出生后24小时内接种乙肝疫苗，有条件的健康成人也应尽可能注射该疫苗。目前乙肝疫苗已纳入免疫接种程序，0、1、6个月各注射1次，每3～5年加强注射1次。乙肝疫苗已在某些地区开始接种，能有效地防止乙肝的发生及流行。

值得注意的是，在给婴幼儿接种乙肝疫苗时，为了避免局部的肿痛，此时可将疫苗改成肌肉注射，以减轻婴幼儿接种乙肝疫苗时的肿痛，当然，疫苗的效果也就要比普通的皮下注射效果相对减弱。

（7）乙脑疫苗

乙脑疫苗用于预防流行性乙型脑炎（简称乙脑）。将流行性乙型脑炎病毒感染地鼠肾细胞，培育后收获病毒液冻干制成减毒活疫苗，用于预防流行性乙型脑炎。其中灭活乙脑疫苗的接种对象为乙脑流行地区6个月以上到10岁以下儿童，以及由非疫区进入疫区者，而减毒活疫苗则用于1岁以上儿童。由于流行性乙型脑炎在我国流行较广，因此目前我国已将此疫苗纳入了计划免疫程序之中，对所有健康儿童均予以接种。

（8）流脑疫苗

国内目前应用的是用A群脑膜炎球菌荚膜多糖制成的疫苗，用于预防A群脑膜炎球菌引起的流行性脑脊髓膜炎，接种对象为6个月至15周岁的儿童和少年。

婴幼儿接种流脑疫苗后，大多都会出现不同的身体反应，有些宝宝一般会出现针头注射处红肿、疼痛并伴有轻微发烧的症状，这属于正常反应。偶有短暂低热，局部稍有压痛感，一般可自行缓解。偶有皮疹，血管性水肿和过敏性休克发生率随接种次数增多而增加。一般发生在注射后10～30分钟，很少有超过24小时者。流脑疫苗不是对每个婴幼儿都有不良反应，如果有，一般都是低烧，极少数为高烧。如果宝宝是低烧，爸爸妈妈们不必担心，只能用物理降温，如用冰块敷或用冷毛巾降温，千万不能用药，反应过了就没事了。

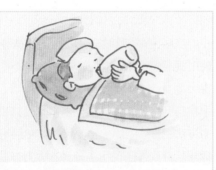

◎对于接种流脑疫苗后出现发热的婴幼儿，可以物理降温，并多给宝宝喂些水。

（9）其他常见的疫苗

值得注意的是，除了上诉这些疫苗外，常见的疫苗还有腮腺炎疫苗、流感疫苗、肺炎疫苗、狂犬疫苗、出血热疫苗等，这些疫苗要根据婴幼儿的家庭状况、环境等因素，针对不同的情况进行接种，而且这些都需要在医院接受预防接种。

腮腺炎疫苗：腮腺炎疫苗用于预防由腮腺炎病毒引起的流行性腮腺炎，即"痄腮"。我国生产的腮腺炎疫苗是减毒活疫苗，可用于8个月以上的儿童。

流感疫苗：流感疫苗用于预防流行性感冒。接种对象主要是2岁以上的所有人群，尤其是65岁以上的老人，慢性心、肺、支气管疾病患者，慢性肾功能不全者，糖尿病患者，免疫功能低下者，镰状细胞贫血症患者等。

肺炎疫苗：肺炎疫苗用于预防肺炎球菌性疾病，如肺炎等。目前国内应用的均为进口疫苗，其效果十分肯定。应当接种此类疫苗的人有老年人、2岁以上的儿童、慢性病患者、有免疫缺陷者、艾滋病感染者以及酗酒和长期吸烟者等。

狂犬疫苗：狂犬疫苗用于狂犬病的预防。狂犬病是致死率达100%的烈性传染病，及时、全程接种疫苗是预防此病的重要措施之一。与任何可疑动物或狂犬病人有过密切接触史的人，如被动物（包括外表健康动物）咬伤、抓伤，破损皮肤或黏膜被动物舔过等，都应该尽可能早地接种狂犬疫苗。另外，被动物咬伤机会较大或其他有可能接触到狂犬病毒的人则应提前进行预防接种。

出血热疫苗：出血热疫苗用于预防流行性出血热。分为单价疫苗和双价疫苗两种，前者可分别预防家鼠型出血热或野鼠型出血热，后者则对此两型出血热均有预防作用。出血热疫区10～70岁的人都应接种此疫苗。疫区的林业工人、水利工地民工、野外宿营人员等人员则更应接种。

❸ 婴幼儿定期健康检查

除了体重、身长、头围这些标准外，婴幼儿在不同时期应进行多次体检，以确保宝宝的成长状态是健康的。现在城市已经普遍设立了儿童保健卡，在0～3岁需要进行8次体检。如果在养育宝宝的过程中你有些什么疑惑或担心时，还可拨打社区儿童体检科的电话，请儿童保健医生做专业的分析和判断，这样不仅能对孩子的营养保健有个及时的指导，还能及早发现病症，予以治疗。

（1）第一次体检

当婴儿出生第42天时，可进行第一次体检。此时要检查宝宝的视力是否能注视较大的物体，双眼是否很容易追随手电筒光单方向运动。肢体方面，宝宝的小胳膊、小腿是否喜呈屈曲状态，两只小手握着拳。

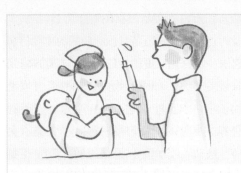

◎父母要带着婴幼儿定时进行体检，积极预防各种疾病，确保孩子的健康成长。

此外需注意，宝宝从出生后第15天就可以开始服用鱼肝油和钙片，易溶于水的钙剂吸收效果较好，要注意选择，并在医生指导下服用。宝宝满月后可以抱出去晒太阳，让皮肤内的维生素D源转变成维生素D，促进钙的吸收。

（2）第二次体检

当宝宝4个月大时，可进行第二次体检。此时要检查宝宝能否支撑住自己的头部；俯卧时，能否把头抬起并和肩胛成90度；扶立时两腿能否支撑身体。双眼能否追随运动的笔杆，而且头部亦能随之转动。听到声音时，这个时期的宝宝会表现出注意倾听的表情，人们跟他谈话时会试图转向谈话者。由于宝宝的唾液腺正在发育，所以经常有口水流出嘴外。

4个月的孩子从母体带来的微量元素铁已经消耗掉，如果日常食物不注意铁的摄入，就容易出现贫血，要给孩子多吃蛋黄、猪肝汤、肝泥等含铁丰富的食品。但不能服用铁剂药物，这时的孩子要继续补钙和维生素D，而且要添加新鲜菜汁、果泥等补充容易缺乏的维生素C。他们的食物要尽量少加盐，以免增加孩子肝、肾的负担。

（3）第三次体检

当宝宝6个月时，可进行第三次体检。此时要检查宝宝的动作发育。这个时期宝宝会翻身，已经会坐，但还坐不太稳。会伸手拿自己想要的东西，并塞入自己口中。视力方法，身体能随头和眼转动，对鲜艳的目标和玩具，可注视约半分钟。听力方面，检查是否能注意并环视寻找新的声音来源，并能转向发出声音的地方。同时，6个月的孩子有些可能长了两颗牙，有些还没长牙，要多给孩子一些稍硬的固体食物，如面包干、饼干等练练习咀嚼能力，磨磨牙床，促进牙齿生长。由于出牙的刺激，唾液分泌增多，流口水的现象会继续并加重，有些孩子还会出现咬奶头现象。

6个月之后，由母体得来的造血物质基本用尽，若补充不及时，就易发生贫血。须分析贫血的原因，是饮食原因还是疾病造成的，尽早纠正。在家时，注意观察孩子面色、口唇、皮肤黏膜是否苍白，如是，应考虑到贫血，并到医院作进一步检查。同时，6个月以后的孩子，钙的需要量越来越大，缺钙会形成夜间睡眠不稳，多汗，枕秃等症状。较严重的还会出现方颅，肋骨外翻。应让孩子每天都有户外活动的时间，同时继续服用钙片和维生素AD滴丸。

（4）第四次体检

当宝宝9个月时，可进行第四次体检。此时可观察宝宝能否坐得很稳，能由卧位坐起而后再躺下，能够灵活地前后爬，扶着栏杆能站立。双手会灵活地敲积木。拇指和食指能协调地拿起小东西。视力方法，能注视画面上单一的线条。视力约0.1。小儿乳牙的萌出时间，大部分在6～8个月，小儿乳牙数量的计算公式为：月龄减去4～6，此时要注意保护牙齿。而骨骼方法，每天让孩子外出坚持户外活动，接受紫外线照射，促使皮肤制造维生素D，同时还应继续服用钙片和维生素AD滴丸。最好检查一下体内的微量元素，此时孩子易缺钙、缺锌。缺锌的孩子一般食欲不好，免疫力低下，易生病。

（5）第五次体检

当宝宝1周岁时，可进行第五次体检。此时孩子能自己站起来，能扶着东西行走，能手足并用爬台阶；能用蜡笔在纸上戳出点或道道。视力方法，可拿着父母的手指指鼻、头发或眼睛，大多会抚弄玩具或注视近物。喊他时能转身或抬头。牙齿方面，按照公式计算，应出6～8颗牙齿。乳牙萌出时间最晚不应超过一周岁。如果孩子出牙过晚或出牙顺序颠倒，就要寻找原因，它可能是由缺钙引起的，也可能是甲状腺功能低下所致。

（6）第六次体检

孩子在1～2岁，体检变为每半年一次，到第六次体检的时候，孩子已经18个月了。此时可观察孩子是否能够控制自己的大便，在白天也能控制小便。如果尿湿了裤子孩子会主动示意。动作发育方面：能够独立行走，会倒退走，会跑，但有时还会摔倒；能扶着栏杆一级一级上台阶，下台阶时，会往后爬或用臀部着地坐着下。此时应注意保护孩子的视力，尽量不让孩子看电视，避免斜视。会听懂简单的话，并按你的要求做。这时，孩子还须检

查血红蛋白，看是否存在贫血情况。

这时候的孩子会有一些特殊的问题引起医生的关注，医生可能会在这次体检的时候提醒你。同时还要预防蛔虫症，1岁半的孩子，自己能够吃东西、喝水，但还没有养成良好的卫生习惯，很容易感染蛔虫症。应查一下大便，看是否有虫卵。还要观察孩子的肘部是否有脱位，因为1岁半的孩子活泼而好动，但其肘关节囊及肘部韧带松弛薄弱，在突然用力牵拉时易造成桡骨头半脱位。家长在给孩子穿衣服时，教训孩子时，应避免过猛的牵拉动作。

（7）第七次体检

孩子两周岁时，可再次进行体检，此时孩子能走得很稳，还能跑，能够自己单独上下楼梯。能把珠子串起来，会用蜡笔在纸上画圆圈和直线。大小便完全能够控制。乳牙20颗已出齐，此时要注意保护牙齿。大约掌握了300个左右的词汇，会说简单的句子。如果孩子到2岁仍不能流利地说话，要到医院去做听力筛查。

（8）第八次体检

孩子三周岁时，要能随意控制身体的平衡，完成蹦跳、踢球、越障碍、走S线等动作，能用剪刀、筷子、勺子，会折纸、捏彩泥。此时视力达到0.5，已达到与成人近似的精确程度。此时应给宝宝进行一次视力检查，我国大约3%的儿童有弱视现象，孩子和家长一般难以发现。在3岁时如能发现，4岁以前治疗效果最好，5～6岁仍能治疗，12岁以上就不可能治疗了。这此体检医生还会检查是否有龋齿，牙龈是否有炎症。

💙 婴幼儿常见的6种问题与应对方法

不管是婴儿还是幼儿，在日常生活中多多少少会出现一些问题，如哭闹、多汗、腹泻、眼屎多、耳朵渗液、鼻塞、呕吐、打嗝、厌食、红屁股、不良习惯等等，这些都是常见的问题，爸爸妈妈们都需要知道应对方法。

① 哭闹

宝宝哭闹是一种正常现象，即使是身体完全健康的新生儿每天哭闹的时间也会有1~3个小时。因为这么小的宝宝什么也干不了，完全依赖别人给他们提供食物、温暖和安抚，哭是宝宝表达自己需要的一种方式。随着宝宝逐渐长大，当他慢慢学会用其他方式（比如用眼神、微笑或发出声音）和大人交流后，用哭闹来表达需求的次数自然就会减少。不过在此之前，要想知道宝宝哭闹的原因，的确需要经过一段时间的不断摸索和尝试。以下是宝宝哭闹的六种常见原因和应对方法，若是遇到宝宝哭闹的情况，不妨按照下面的方法来解决宝宝哭闹的问题。

（1）宝宝饿了

饥饿是新生儿哭闹最常见的原因。宝宝越小，哭闹的原因越有可能是因为肚子饿。不过宝宝出生后的头一两天是例外，因为那时候有些宝宝确实是吃得少。而且，宝宝的胃很小，吃不了太多。如果宝宝哭闹，就试试给他喂奶，因为他很可能是饿了。他也许不会马上不哭，但只要他想吃，就让他一直吃，等他吃饱了，就不会再闹了。如果宝宝吃饱了还是哭，那有可能是因为他还有别的要求。

（2）宝宝需要换衣服或换尿布

如果宝宝的衣服太紧或尿布脏了，他们一般都会非常敏感地闹起来。有的宝宝如果需要换尿布，他会马上让你知道，特别是当他的皮肤已经受刺激时。但也有宝宝尿布脏了好像也不在乎，还觉得挺暖和、挺舒服的。不管你的宝宝属于哪一种类型，尿布脏不脏很容易检查出来，你也可能趁机发现尿布包是否得太紧或者是不是宝宝的衣服让他感觉不舒服了。

（3）宝宝感到太热或太冷

有些宝宝换完尿布或者洗完澡后，不习惯皮肤光光的感觉，而愿意被暖暖和和地包起来。如果你的宝宝也是如此，你很快就能掌握该怎么给他快速换好尿布，好让他安静下来了。不过，也要注意别给他穿多了，以免宝宝过热。原则上，宝宝需要比你多穿一件。宝宝的手脚通常都会稍

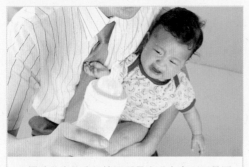

◎婴幼儿大部分的情况不是由于疾病，而是因为弄湿尿布或肚子饿了才哭闹。

微凉一些，所以要知道宝宝是冷是热，你应该摸他的肚子。宝宝的房间温度最好保持在18℃。

（4）宝宝想要你抱

有些宝宝就是想让大人多抱抱。大一点儿的孩子可能只要看到你在房间或听到你的声音就觉得很安心，但小一点的宝宝一般都得抱着才满足。如果宝宝已经吃饱了，也换了尿布了，他再哭可能只是想让你抱抱他。也许你会担心总是抱宝宝会把他惯坏，但在最初几个月里，这是不可能的。不同的宝宝对抱的需求也不一样。有的宝宝可能总是需要你的关注，有的宝宝却能很长时间自己安静地待着。如果你的宝宝想让你抱，那就抱抱他吧。把他放在前置式婴儿背包里，你就能腾出手干其他事情了。

（5）宝宝想睡觉

刚出生的宝宝不能一下子接受太多刺激，比如光线、声音、被人抱来抱去等。很多父母都发现，家里来人后，宝宝哭闹的时间就比平常多。如果你发现宝宝哭闹并没有什么特别的理由，那可能就是他想通过哭来表达"我受够了！"。如果你能把他带到安静的地方，慢慢减少对他的刺激，他可能会先哭一会儿，但最终会睡着的。

（6）宝宝身体不舒服

如果你刚喂完宝宝，也没有发现什么让他不舒服的地方（宝宝可能会因为一些很细小的东西而不舒服，比如一根头发缠在他的脚趾上了，或者衣服上的标签扎他了等等），但是他还是哭时，你可以量一量他的体温，看他是不是病了。

宝宝生病后的哭声跟饿了或者烦了时的哭声不一样，可能更急或更尖。同样地，如果一个平常总哭的宝宝突然变得异常安静，那也说明他可能有问题，此时也需要带宝宝去医院就医。很多宝宝都会一阵阵地烦躁不安，很难安抚，这种情况可能会持续几分钟，也可能会持续几个小时，变成肠绞痛那种大闹。患肠绞痛时宝宝每周至少3天，每天至少要哭闹3个小时。很多家长都觉得有肠绞痛的宝宝很难安抚。不过虽然没有什么特效方法，但肠绞痛的持续时间一般不超过3个月。

❷ 腹泻

由于小宝宝生长发育特别迅速，身体需要的营养及热能较多，但脾胃却虚弱，因此腹泻是比较常见的问题。以下几种情况多是轻度非细菌感染性腹泻的表现，妈妈们不要过于担心，只要根据宝宝的实际情况找到原因，合理调整饮食，恰当护理，好好调整，宝宝在2~3周内自然会恢复。

偏食淀粉或糖类食物过多时，可使肠腔中食物增加发酵，产生的大便呈深棕色的水样便，并带有泡沫。父母可适当调整宝宝的饮食，减少淀粉或糖类食物的摄入。

一旦出现水样的便便，应提防轮状病毒性腹泻，又称秋季腹泻，是一种好发于秋季的感染性肠炎，绝大多数患儿是因为感染了轮状病毒后才发病的。此病是一种自限疾病，病程3~8天，主要治疗方法是补液和抗病毒以及对症治疗。

注意气候变化，及时增减衣服，注意腹部的保暖。每次便便后，都要用温水清洗宝宝的肛周，勤换尿布，及时处理粪便并洗手消毒，以免重复感染。同时加强体格锻炼，预防感冒、肺炎、中耳炎等疾病。

如果是在母乳转换配方奶粉的过程中出现情况，应注意观察喂食配方奶粉婴儿的大便，通常呈糊状或条状软便，颜色有黄色，也有绿色。一般来说，每一个宝宝便便的情况都不太一样，只要宝宝的饮食、生活起居正常，生长发育一直很好，父母不必为宝宝排便的次数、形状及颜色太过于操心。

转奶的过程应该循序渐进，切忌速战速决。一般转奶需要2周的时间，第一次转奶应从每天的中间餐数开始，然后每隔几天增加一次转奶的餐数，直到完全转为新的奶粉。考虑到宝宝的体质各不相同，转奶的步骤也可因人而宜，酌情调整。

喂养应定时、定量。按时逐步增添辅食，但不宜过早、过多添加淀粉类或脂肪类食物，也不宜突然改变辅食的种类。可以给宝宝加喂些苹果汁和胡萝卜水，以达到收敛肠道内过多水分的目的。

❸ 多汗

一般来说，宝宝比大人爱出汗，小儿时期由于新陈代谢旺盛，平时活动量大，尤其是婴幼儿皮肤含水量较大，皮肤表层微血管分布较多，所以由皮肤蒸发的水分也多。引起宝宝多汗的原因主要有两方面，一是生理性多汗，另一种是病理性多汗。

（1）生理性多汗

宝宝多汗大多是正常的，医学上称为"生理性多汗"。如夏季气候炎热而致小儿多汗；婴幼儿刚入睡时，头颈部出汗，熟睡后汗就减少；宝宝游戏、跑跳后出汗多，一般情况很好；有的宝宝出汗仅限于头部、额部，俗称"蒸笼头"，亦是生理性出汗，父母不必担心。只要排除外界导致宝宝多汗的因素就可以了。炎热夏季需经常开窗，有条件者用电扇或开空调，要注意风不要直接对着宝宝吹，尤其在宝宝睡着后，皮肤毛孔开放，身上有汗，风直接吹容易受凉。注意宝宝的衣着及盖被，宝宝比大人多穿一件衣服即可，要从小锻炼宝宝的抵抗力。父母还需要及时给宝宝补充水分，最好喂淡盐水，因为宝宝出汗与成人一样，除了失去水分外，同时失去一定量的钠、氯、钾等电解质。给宝宝喂淡盐水可以补充水分及钠、氯等盐分，维持体内电解质平衡，避免脱水而导致虚脱。同时，宝宝皮肤娇嫩，过多的汗液积聚在皮肤皱折处如颈部、腋窝、腹股沟等处，可导致皮肤溃烂并引发皮肤感染，有条件的家庭，应给宝宝擦浴或洗澡，及时更换内衣、内裤。

（2）病理性多汗

父母还需要注意的是，宝宝也会由于

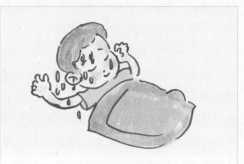

◎如果婴幼儿出汗多，还伴有睡眠不安、惊醒等症状，就需去医院就诊了。

某些疾病引起出汗过多，此时表现为安静时或晚上一入睡后就出很多汗，汗多可弄湿枕头、衣服，称之为"病理性多汗"。如婴幼儿活动性佝偻病、小儿活动性结核病、小儿低血糖、吃退热药过量及精神因素（过度兴奋、恐惧等）均可能引起"病理性出汗"。每种疾病除了出汗多以外，还有多种其他疾病表现，此时就需要父母带宝宝去医院就医，进行进一步的检查了。

活动性佝偻病：一岁以下的婴儿多汗，若缺少户外活动不晒太阳，没有及时添加鱼肝油、钙粉，父母则应观察宝宝除了多汗外，是否伴有佝偻病其他表现，如夜间哭闹、睡在枕头上边哭边摇头而导致后脑勺枕部出现脱发圈（又见枕秃）、乒乓头（枕骨处骨质变软，扪之似摸乒乓球的感觉）、方颅（前额部突起头型呈方盒状）、前囟门大且闭合晚等表现，父母应带宝宝去医院请医生检验，以明确诊断。

小儿活动性结核病：宝宝往往不仅前半夜汗多，后半夜天亮之前也多汗，称之为"盗汗"，同时有胃纳欠佳，午后低热（有的高热），面孔潮红，消瘦症状，有的出现咳嗽、肝脾肿大、淋巴结肿大等表现。宝宝往往有结核病接触史，或家中老人、父母或保姆患有结核病等情况。

低血糖：低血糖往往见于夏季天热，宝宝出汗多，夜间不肯吃饭，清晨醒来精神萎靡。患儿表现为难过不安，面色苍白，出冷汗，甚至大汗淋漓，四肢发冷等。此时可在家先喂糖水，再立即去医院进一步诊治。

④ 眼屎多

婴幼儿的眼屎多一般因为婴幼儿鼻泪管阻塞，眼泪流不到鼻腔，引发细菌感染所致，大多数会自然痊愈，因此妈妈们不必过于担心，只需给宝宝把眼屎清理掉即可。此时，妈妈需先用流动的清水将手洗净，将消毒棉球在温开水或淡盐水中浸湿，并将多余的水分挤掉（以不往下滴水为宜）。如果睫毛上黏着较多分泌物时，可用消毒棉球先湿敷一会儿，再换湿棉球从眼内侧向眼外侧轻轻擦拭。一次用一个棉球，用过的就不能再用，直到擦干净为止。

需要注意的是，婴幼儿眼屎过多也有可能是由一些疾病引起的，如果发现宝宝不哭而眼泪很多，而且还喜欢用手揉眼睛的话，就有可能是患了结膜炎，最好是带孩子去医院检查一下。

⑤ 厌食

厌食、偏食是小儿时期的一种常见病症，如果不及时调整，会导致宝宝发育迟缓，体质下降，影响宝宝的生长发育。导致宝宝厌食挑食的原因主要有以下几点。

宝宝的味觉、嗅觉在6个月到1岁这一阶段最灵敏，因此这段时间是添加辅助食品的最佳时机。如果错过则会影响宝宝味觉和嗅觉的形成和发育，造成断奶困难，使宝宝丧失从流食——半流食——固体食物的适应过程，导致典型的厌食症。所以父母应在这段时期内适当给宝宝添加辅助食品。

宝宝偏食、厌食，往往受家人尤其妈

妈的影响。家人对待食物的态度很容易使宝宝先入为主地排斥某些食物，如果给宝宝制作的食物缺乏调剂，也会让宝宝倒胃口，以后再也不吃这种食物。所以在给宝宝准备食物的时候，需要注意调剂和搭配，可以多花心思在菜色变化上。在饮食均衡的条件下，父母可以多种类的食物取代平日所吃的单纯的米饭、面条。如有时以马铃薯当成主菜，再配上一些蔬菜，也能让宝宝进食一顿既营养又丰盛的餐点。而对于大一点的幼儿，可选购他喜爱的餐具。孩子都喜欢拥有属于自己的东西，替孩子买一些图案可爱的餐具，可提高孩子用餐的欲望；如能与孩子一起选购更能达到好效果。

当宝宝不爱吃某种东西时，如果家人因为担心宝宝缺乏营养而软硬兼施，给宝宝施加压力，硬往宝宝肚子里塞，这种喂食方式就会让宝宝对这种食物产生不好的联想，最终形成条件反射，一见这种食物就恶心。妈妈这种过于急切的做法不仅无法纠正宝宝挑食偏食的饮食习惯，反而会使他的这种习惯更趋恶化。此时可试着想办法促进孩子的食欲。如增加他的活动量，他的肚子真正感到饿了，自然不会抗拒进食。同时还可在喂孩子吃饭时，加入一些轻松、活泼的语气，让吃饭的过程变得不再那么枯燥，让吃饭充满趣味性，将吃饭时刻与方式变成有趣的事情。

❻ 打嗝

一般打嗝多为良性自限性打嗝，没有成人那种难受感，一会儿就会好，当然，对婴幼儿打嗝也应该以预防为主。婴幼儿在啼哭气郁之时不宜进食，吃奶时要有正确的姿势体位。吃母乳的新生儿，如母乳很充足，进食时，应避免使乳汁流得过快；人工喂养的小儿，进食时也要避免急、快、冰、烫，吮吸时要少吞慢咽。新生儿在打嗝时可用玩具引逗或放送轻柔的音乐以转移其情致，减少打嗝的频率。

婴幼儿打嗝多由三方面原因引起。一是由于护理不当，外感风寒，寒热之气逆而不顺；二是由于乳食不当，若乳食不节制，或过食生冷奶水或过服寒凉药物则气滞不行，脾胃功能减弱、气机升降失常而使胃气上逆动膈而诱发打嗝；三是由于进食过急或惊哭之后进食，一时哽噎也可诱发打嗝。

平素若无其他疾病而突然打嗝，嗝声高亢有力而连续，一般是受寒凉所致，可给其喝点热水，同时胸腹部覆盖棉暖衣被，冬季还可在衣被外置一热水袋保温，有时即可不治而愈。若发作时间较长或发作频繁，亦可在开水中泡少量桔皮（桔皮有疏畅气机、化胃浊、理脾气的作用），待水温适宜时饮用，寒凉适宜则嗝自止。若由于乳食停滞不化或不思乳食，打嗝时可闻到不消化的酸腐异味，可用消食导滞的方法，如轻柔按摩胸腹部以引气下行或饮服山楂水通气通便（山楂味酸，消食健胃，增加消化酶的分泌），食消气顺，则嗝自止。